Depressive Störungen bei Krebserkrankungen

Praxis der psychodynamischen Psychotherapie – analytische und tiefenpsychologisch fundierte Psychotherapie
Band 7

Depressive Störungen bei Krebserkrankungen

Prof. Dr. Manfred E. Beutel, Dr. Yvette Barthel, Dr. Antje Haselbacher, Dipl.-Psych. Katja Leuteritz, Dr. Rüdiger Zwerenz, Dipl.-Psych. Barbara H. Imruck, Dr. Susanne Kuhnt, Dr. Gregor Weißflog, Prof. Dr. Elmar Brähler

Herausgeber der Reihe:

Prof. Dr. Manfred E. Beutel, Prof. Dr. Stephan Doering, Prof. Dr. Falk Leichsenring, Prof. Dr. Günter Reich

Manfred E. Beutel, Yvette Barthel, Antje Haselbacher, Katja Leuteritz, Rüdiger Zwerenz, Barbara H. Imruck, Susanne Kuhnt, Gregor Weißflog, Elmar Brähler

Depressive Störungen bei Krebserkrankungen

Psychodynamische Therapie

hogrefe

Bibliografische Information der Deutschen Nationalbibliothek

Die Deutsche Nationalbibliothek verzeichnet diese Publikation in der Deutschen Nationalbibliografie; detaillierte bibliografische Daten sind im Internet über http://dnb.dnb.de abrufbar.

Hogrefe Verlag GmbH & Co. KG
Merkelstraße 3
37085 Göttingen
Tel.: 0049 (0)551 99950-0
Fax: 0049 (0)551 99950-111
E-Mail: verlag@hogrefe.de
Internet: www.hogrefe.de

Satz: ARThür Grafik-Design & Kunst, Weimar
Druck: Media-Print Informationstechnologie, Paderborn
Printed in Germany
Auf säurefreiem Papier gedruckt

1. Auflage 2015

(E-Book-ISBN_PDF 978-3-8409-2658-7; E-Book-ISBN_EPUB 978-3-8444-2658-8)
ISBN 978-3-8017-2658-4
http://doi.org/10.1026/02658-000

Prof. Dr. med. Dipl.-Soz.
Reinhold Schwarz
gewidmet

Inhaltsverzeichnis

Einleitung

Eine Krebserkrankung führt zu vielfältigen Verlusten und Einbußen der Lebensqualität, in körperlicher, seelischer und sozialer Hinsicht. Die Erkrankte[1] sieht sich – oftmals von einem Moment auf den anderen – mit dem möglichen Tode konfrontiert, mit dem drohenden Verlust des eigenen Körpers, der Identität, der Nahestehenden, ihrer Selbstkontrolle, der sozialen Rolle und der bisherigen Lebensinhalte. Häufig bedeutet die Diagnose einer Krebserkrankung eine existenzielle Krise (Vehling et al., 2012), welche mit einer Erschütterung des Selbstwertgefühls, Schuld- und Schamgefühlen einhergeht. Zu der umfassenden Bedrohung durch die Erkrankung tragen wesentlich bewusste und unbewusste Bedeutungen von „Krebs" bei. Oftmals unbewusst wird die Krebserkrankung mit einer unheilvollen Bedeutung versehen. So erscheint Krebs z. B. als Symbol der Selbstzerstörung, des inneren Feindes, als Strafe für frühere „Verfehlungen" oder gar für ein „falsches Leben" (Zorn, 1979). Erschreckend wirken auch Metaphern der onkologischen Behandlung, als gelte es, im „Kampf" den „Feind" Krebs „radikal zu besiegen". Als Gegenbewegung zentrieren sich immer wieder psychoonkologische Debatten um die Heilungserwartung an die Psychotherapie. Ein großes Verdienst von Reinhold Schwarz, der dieses Manual und seine empirische Überprüfung mit begründet und lange begleitet hat, war es, die Mythen, die sich um eine Krebserkrankung ranken, kritisch zu überprüfen und zu widerlegen (Schwarz, 2004).

Krebs als Mythos

Ob im Gefolge einer Krebserkrankung seelische Belastungen oder Erkrankungen auftreten, hängt von vielen Faktoren im Verlauf der Krankheit und der Behandlung ab, der psychischen Vulnerabilität (v. a. psychische Vorerkrankungen), maßgeblich aber auch von Art und Verfügbarkeit der sozialen, medizinischen und psychoonkologischen Unterstützung. Vielen Kranken gelingt es, Chancen der persönlichen Entwicklung zu ergreifen, die einer lebensbedrohlichen Krise auch innewohnen können.

Psychodynamische Verständnisansätze haben von Anfang an bei der Entwicklung der Psychoonkologie eine wichtige Rolle gespielt (vgl. Schwarz & Singer, 2008). Meerwein zeigte beispielsweise 1981 Schwierigkeiten der

1 Das Manual wurde anhand der Behandlung von Brustkrebspatientinnen entwickelt und geprüft. Da wir davon ausgehen, dass es auch auf männliche Krebskranke anwendbar ist, ist im Weiteren aus Gründen der besseren Lesbarkeit auch häufig von Patienten die Rede – darin sind weibliche Krebskranke eingeschlossen.

Arzt-Patient-Beziehung mit Krebskranken auf (z. B. Todes-, Vernichtungsängste und Abwehrvorgänge auf Seiten der Patienten, Verleugnungshaltungen und Insuffizienzängste auf Seiten der Ärzte) und entwickelte wichtige patientenzentrierte Ansätze für die medizinische und die psychoonkologische Betreuung Krebskranker (u. a. innere Präsenz, Wahrhaftigkeit, Verfügbarkeit, Teamorientierung), welche ermöglichen, diese unbewusste Beziehungsdynamik zu bearbeiten. Psychodynamische Therapien spielen in der psychoonkologischen Versorgung auch aktuell eine wesentliche Rolle. In einer postalischen Befragung von Psychoonkologen an 101 Akutkrankenhäusern und von 124 ambulant psychoonkologisch tätigen Personen (Bergelt et al., 2010) war mit 43 % die größte Gruppe tiefenpsychologisch ausgebildet.

Obgleich der Wert psychoonkologischer Betreuung klinisch überzeugend ist, ist die Evidenzlage für psychotherapeutische wie für psychopharmakologische Behandlungen bei Krebskranken begrenzt (Faller et al., 2013; Li et al., 2012). Daher wurde mit Förderung durch die Deutsche Krebshilfe eine multizentrische Behandlungsstudie in Mainz und Leipzig durchgeführt, um das vorgelegte Behandlungsmanual für psychodynamische Kurzzeitpsychotherapie in seiner Wirksamkeit zu prüfen. Behandelt wurden depressive Patientinnen mit Brustkrebs, der führenden Ursache des Krebstodes bei Frauen. Diese Krebserkrankung ist für 23 % aller neuen Krebserkrankungen und für 14 % der Krebstodesfälle verantwortlich (Jemal et al., 2011).

Mit diesem Buch wird ein weiteres, empirisch validiertes deutschsprachiges Behandlungsmanual vorgelegt, das sich an der supportiv-expressiven Therapie von Luborsky orientiert. Ein ähnliches Manual zur Behandlung generalisierter Angststörungen haben Leichsenring und Salzer (2014) vorgelegt (vgl. Crits-Christoph et al., 2005). Dieses Behandlungsmanual (vgl. auch Haselbacher et al., 2010) beruht auf langjährigen Erfahrungen mit der Psychotherapie Krebskranker und mit der Kurzzeitpsychotherapie bei sozialer Phobie (Leichsenring et al., 2009, 2013).

Ziele des Manuals

Schwarz und Mitarbeiter (2006) beschrieben anhand einer Umfrage Unsicherheiten und Schwierigkeiten von niedergelassenen Psychotherapeuten, schwer körperlich Kranke in Behandlung zu nehmen. Hierzu trugen mangelnde Kenntnisse, Berührungsängste, aber auch die weit verbreiteten psychogenetischen Krebstheorien und Heilungsvorstellungen bei. Dieses Manual soll die Studienergebnisse mit den erstellten Behandlungsverfahren der Fachöffentlichkeit zugänglich machen und Psychotherapeuten informieren und ermutigen, sich mit den Belastungen und Problemen Krebskranker auseinanderzusetzen. Konkret und anschaulich werden ihnen diagnostische und Behandlungsstrategien vorgestellt, die sich in einer von 2007 bis 2012 durchgeführten Studie als wirksam für die Behandlung von depressiven Erkrankungen bei Brustkrebspatientinnen erwiesen haben (zu den wichtigen Fragen der psychotherapeutischen und psychopharmakologischen Versorgung und der Qualifikation der Behandler siehe die 2014 erschienenen Leitlinien „Psychoonkologische Diagnostik, Beratung und Behandlung von erwachsenen Krebspatienten“; Leitlinienprogramm Onkologie, 2014).

Im ersten Kapitel wird eine Beschreibung der Störung gegeben. Dabei wird auf epidemiologische Daten, Verlauf und Prognose sowie Differenzialdiagnose und Komorbidität eingegangen. Daneben werden diagnostische Verfahren zur Abgrenzung der verschiedenen depressiven Störungen sowie zur Dokumentation des Behandlungsverlaufs vorgestellt. Kapitel 2 widmet sich Störungsmodellen für depressive Störungen bei Krebskranken. Kapitel 3 zeigt knapp den Stand der psychotherapeutischen Depressionsbehandlungen bei Krebskranken anhand von Metaanalysen auf und stellt aktuelle psychodynamische Behandlungsverfahren für Patienten mit fortgeschrittenen Krebserkrankungen vor. In Kapitel 4 wird das Behandlungsvorgehen der manualisierten psychodynamischen Kurzzeittherapie auf der Grundlage der supportiv-expressiven Therapie nach Luborsky im Detail dargestellt. In Kapitel 5 werden das Vorgehen und die Ergebnisse der Studie zur Wirksamkeit der psychodynamischen Kurzzeittherapie bei depressiven Brustkrebspatientinnen erläutert. Das Kapitel 6 widmet sich Erfahrungen bei der Behandlung und geht auf patientenseitige Barrieren und Anforderungen an die Therapeuten ein. Es verweist sowohl auf die Bedeutung der Kooperation mit den somatischen Behandlern als auch auf den Aspekt der Psychopharmakotherapie. Zwei ausführliche Fallbeispiele stellen das therapeutische Vorgehen vor (Kap. 7). Es folgen Ausblick (Kap. 8) und Literatur (Kap. 9). Der Anhang enthält spezielle Information für Patienten mit einer Depression in Folge einer Krebserkrankung und behandlungsspezifische weiterführende Informationen und Testverfahren für interessierte Therapeuten.

Die Behandlungen wurden durch niedergelassene Psychotherapeutinnen und Psychotherapeuten sowie Mitarbeiter und Mitarbeiterinnen der beiden Zentren in Mainz und in Leipzig durchgeführt, denen wir ebenso herzlich danken möchten wie den Patientinnen, die an unserem Forschungsvorhaben als Psychotherapiepatientinnen oder in der Kontrollgruppe mitgearbeitet haben. Unser herzlicher Dank gilt auch den zahlreichen Kolleginnen und Kollegen der Kliniken, welche die Patientinnen auf unsere Studie aufmerksam gemacht und uns bei der Rekrutierung und Durchführung in vielfältiger Weise unterstützt haben. Die kooperierenden Kolleginnen und Kollegen und ihre Kliniken finden Sie im Anhang. Nicht zuletzt danken wir der Deutschen Krebshilfe für die Förderung der Studie, die diesem Manual zugrunde liegt (Fördernummern 107457 und 109379 [Mainz], 107870 und 109381 [Leipzig]).

1 Beschreibung der Störung

1.1 Besonderheiten depressiver Erkrankungen bei Krebskranken

Bei Krebspatienten stellen Erkrankungen aus dem depressiven Formenkreis die häufigsten psychischen Begleiterkrankungen dar. Krebserkrankungen sind zumeist verbunden mit Einbußen z. B. bestimmter Fähigkeiten, mit Hilflosigkeit, mit körperlichen, psychischen und sozialen Verlusten. Es kommt oft zu lang dauernden Hospitalisierungsphasen mit Trennungen von Angehörigen und Freunden. Krankheit und Behandlung lassen z. T. sichtbare körperliche Entstellungen mit Änderungen des Körperbildes und Funktionseinbußen zurück. Körperliche und psychische Leistungsfähigkeit sind oft längerfristig reduziert, die persönliche und soziale Existenz gefährdet. Die Unvorhersagbarkeit des Krankheitsverlaufs macht eine Zukunftsplanung ungewiss und führt zu der Notwendigkeit, bisherige Lebensziele aufzugeben und neue zu definieren.

Dank des medizinischen Fortschritts führt die zunehmend bessere Behandelbarkeit von Krebsleiden zu längerem Überleben. Vielfach kommt es aber nicht zur Heilung, und es wechseln sich im Falle eines chronischen Krankheitsverlaufes Phasen relativer Gesundheit mit mehr oder weniger intensiven Behandlungsphasen ab, die mit einem Fortschreiten von Einschränkungen und Behinderungen einhergehen.

Diagnose und Therapie einer Krebserkrankung können frühe biografische Inhalte aktivieren

Sowohl die Diagnose als auch die Therapie und die biopsychosozialen Folgen können lebensgeschichtlich frühere Erfahrungen mit verwandten Inhalten aktivieren: Wurden z. B. Angewiesensein und Anvertrauen in der Biografie als konflikthaft erlebt, so lässt sich gut vorstellen, dass auch eine eventuelle Abhängigkeit vom ärztlichen oder Pflegepersonal zu heftigen emotionalen Reaktionen führen kann.

In der Internationalen Klassifikation psychischer Störungen (ICD-10, Kapitel V) werden depressive Störungen im Kapitel „Affektive Störungen“ definiert (Dilling et al., 2006; vgl. DGPPN et al., 2012). Dieses Behandlungsmanual bezieht sich auf unipolare depressive Störungen, d. h. depressive Episoden (F32), rezidivierende depressive Störungen (F33), Dysthymie (F34.1), andere affektive Störungen (F38) und Anpassungsstörungen (F43.2). Bei diesen Störungsbildern kommen keine Phasen gehobener, euphorischer oder gereizter Stimmungslage vor, wie sie für bipolare Störungen, die Manie, Hypomanie oder Zyklothymie typisch sind. Die folgende Darstellung folgt hauptsächlich der ICD-10, für bestimmte Störungsbilder wird auf die aktuelle Ausgabe des Diagnostic and Statistical Manual der American Psychiatric Association (DSM-5, American Psychiatric Association, 2013, 2015) eingegangen.

1.2 Definitionskriterien depressiver Erkrankungen

1.2.1 Depressive Episoden

Die ICD-10 unterscheidet leichte (F32.0), mittelgradige (F32.1) und schwere (F32.2) depressive Episoden, verschlüsselt wird auch, ob es sich um einmalige (F32.x) oder rezidivierende Episoden (F33.x) handelt. Der Schweregrad der depressiven Störung richtet sich nach der Anzahl der erfüllten Haupt- und Zusatzsymptome (vgl. Kasten 1). Eine leichte depressive Episode erfordert mindestens zwei der drei Hauptsymptome bzw. vier oder fünf

Kasten 1: Kriterien für eine leichte depressive Episode nach ICD-10 (Dilling et al., 2006, S. 106 f.)

Depressive Episode nach ICD-10

A. Die allgemeinen Kriterien für eine depressive Episode sind erfüllt (Dauer von mindestens zwei Wochen, Kriterien für manische oder hypomanische Episode nicht erfüllt, Episode nicht auf Missbrauch psychischer Substanzen oder organische psychische Störung zurückzuführen).

B. Mindestens zwei der folgenden drei Symptome liegen vor:
   1. depressive Stimmung; in einem für die Betroffenen deutlich ungewöhnlichem Ausmaß, die meiste Zeit des Tages, fast jeden Tag, im Wesentlichen unbeeinflusst von den Umständen
   2. Interessen- oder Freudeverlust an Aktivitäten, die normalerweise angenehm waren
   3. verminderter Antrieb oder gesteigerte Ermüdbarkeit

C. Ein oder mehr zusätzliche der folgenden Symptome bis zu einer Gesamtzahl aus B und C von mindestens *vier* oder *fünf* Symptomen:
   1. Verlust des Selbstvertrauens oder des Selbstwertgefühles
   2. unbegründete Selbstvorwürfe oder ausgeprägte, unangemessene Schuldgefühle
   3. wiederkehrende Gedanken an den Tod oder an Suizid oder suizidales Verhalten
   4. Klagen über oder Nachweise eines verminderten Denk- oder Konzentrationsvermögens, Unschlüssigkeit oder Unentschlossenheit
   5. psychomotorische Agitiertheit oder Hemmung (subjektiv oder objektiv)
   6. Schlafstörungen jeder Art
   7. Appetitverlust oder gesteigerter Appetit mit entsprechender Gewichtsveränderung.

der Symptome aus Kriterium B und C zusammen. Für eine mittelgradige depressive Episode (F32.1) ist eine Gesamtzahl von sechs bis sieben Symptomen erforderlich, für eine schwere depressive Episode (F32.2) sind alle drei Hauptsymptome sowie mindestens acht Symptome insgesamt gefordert. Bei einer schweren depressiven Episode kann weiter unterschieden werden, ob psychotische Symptome (ich-syntone Wahnideen der Versündigung, Verarmung oder bevorstehender Katastrophe; anklagende Halluzinationen, depressiver Stupor) vorliegen.

Zusätzlich kann mit der fünften Stelle bei allen depressiven Episoden verschlüsselt werden, ob ein somatisches Syndrom vorliegt. Dazu müssen mindestens vier der in Kasten 2 genannten Symptome vorhanden sein.

Kasten 2: Kriterien für das somatische Syndrom nach ICD-10 (Dilling et al., 2006, S. 106)

Somatisches Syndom

1. deutlicher Interessenverlust oder Verlust der Freude an normalerweise angenehmen Aktivitäten
2. mangelnde Fähigkeit, auf Ereignisse oder Aktivitäten emotional zu reagieren, auf die normalerweise reagiert würde
3. Früherwachen, zwei Stunden oder mehr, vor der gewohnten Zeit
4. Morgentief
5. objektiver Befund einer ausgeprägten psychomotorischen Hemmung oder Agitiertheit
6. deutlicher Appetitverlust
7. Gewichtsverlust (5 % oder mehr des Körpergewichts im vergangenen Monat)
8. deutlicher Libidoverlust

Wiederholt auftretende depressive Episoden können als rezidivierende depressive Störung kodiert werden, sofern zwischenzeitlich das Vollbild der depressiven Episode nicht vorliegt.

Das DSM-5 (Diagnostic and Statistical Manual of Mental Disorders; American Psychiatric Association, 2013) hat die Kriterien des DSM-IV für depressive Störungen weitestgehend übernommen. Die Kriterien für die Major Depression sind in Kasten 3 wiedergegeben.

Kasten 3: Kriterien der Major Depression nach DSM-5 (American Psychiatric Association, 2013, 2015; Abdruck erfolgt mit Genehmigung aus der deutschen Ausgabe des Diagnostic and Statistical Manual of Mental Disorders, Fifth Edition © 2013, Dt. Ausgabe: © 2015, American Psychiatric Association. Alle Rechte vorbehalten)

Major Depression

A. Mindestens fünf der folgenden Symptome bestehen während derselben 2-Wochen-Periode und stellen eine Änderung gegenüber dem vorher bestehenden Funktionsniveau dar; mindestens eines der Symptome ist entweder (1) depressive Verstimmung oder (2) Verlust an Interesse oder Freude.

Beachte: Auszuschließen sind Symptome, die eindeutig durch einen medizinischen Krankheitsfaktor bedingt sind.

1. Depressive Verstimmung für die meiste Zeit des Tages an fast allen Tagen, von der betroffenen Person selbst berichtet (z. B. fühlt sich traurig, leer oder hoffnungslos) oder von anderen beobachtet (z. B. erscheint den Tränen nahe). (*Beachte:* Kann bei Kindern und Jugendlichen auch reizbare Stimmung sein.)
2. Deutlich vermindertes Interesse oder Freude an allen oder fast allen Aktivitäten, an fast allen Tagen, für die meiste Zeit des Tages (entweder nach subjektivem Bericht oder von anderen beobachtet).
3. Deutlicher Gewichtsverlust ohne Diät oder Gewichtszunahme (z. B. mehr als 5 % des Körpergewichtes in einem Monat) oder verminderter oder gesteigerter Appetit an fast allen Tagen. (*Beachte:* Bei Kindern ist das Ausbleiben der zu erwartenden Gewichtszunahme zu berücksichtigen.)
4. Insomnie oder Hypersomnie an fast allen Tagen.
5. Psychomotorische Unruhe oder Verlangsamung an fast allen Tagen (durch andere beobachtbar, nicht nur das subjektive Gefühl von Rastlosigkeit oder Verlangsamung).
6. Müdigkeit oder Energieverlust an fast allen Tagen.
7. Gefühle von Wertlosigkeit oder übermäßige oder unangemessene Schuldgefühle (die auch ein wahnhaftes Ausmaß annehmen können) an fast allen Tagen (nicht nur Selbstvorwürfe oder Schuldgefühle wegen des Krankseins).
8. Verminderte Fähigkeit zu denken oder sich zu konzentrieren oder verringerte Entscheidungsfähigkeit an fast allen Tagen (entweder nach subjektivem Bericht oder von anderen beobachtet).
9. Wiederkehrende Gedanken an den Tod (nicht nur Angst vor dem Sterben), wiederkehrende Suizidvorstellungen ohne genauen Plan, tatsächlicher Suizidversuch oder genaue Planung eines Suizids.

B. Die Symptome verursachen in klinisch bedeutsamer Weise Leiden oder Beeinträchtigungen in sozialen, beruflichen oder anderen wichtigen Funktionsbereichen.

C. Die Symptome sind nicht Folge der physiologischen Wirkung einer Substanz oder eines medizinischen Krankheitsfaktors.

Beachte: Die Kriterien A bis C definieren die depressive Episode einer Major Depression.

[…]

D. Das Auftreten einer Episode einer Major Depression kann nicht besser durch eine Schizoaffektive Störung, Schizophrenie, Schizophreniforme Störung, Wahnhafte Störung oder Andere Näher Bezeichnete oder Nicht Näher Bezeichnete Störung aus dem Schizophrenie-Spektrum und Andere Psychotische Störungen erklärt werden.

E. Es bestand niemals eine manische oder eine hypomane Episode.

1.2.2 Anhaltende depressive Störung (Dysthymie)

Bei der anhaltenden depressiven Störung (Dysthymie) handelt es sich um eine lang anhaltende (chronifizierte) und fluktuierende depressive Stimmungsstörung, bei der einzelne depressive Episoden in der Regel nicht die Kriterien einer leichten oder mittelgradigen depressiven Episode erfüllen (vgl. Kasten 4). Da die Symptome manchmal über einen großen Teil des Erwachsenenlebens bestehen, ziehen sie beträchtliches subjektives Leiden und Beeinträchtigungen nach sich. Eine depressive Episode kann die anhaltende affektive Störung überlagern (sog. „double depression").

Kasten 4: Kriterien für die Dysthymie nach ICD-10 (F34.1; Dilling et al., 2006, S. 112 f.)

Dysthymie nach ICD-10

A. Konstante oder konstant wiederkehrende Depression über einen Zeitraum von mindestens zwei Jahren.
B. Keine oder nur sehr wenige der einzelnen depressiven Episoden während eines solchen Zweijahreszeitraumes sind so schwer oder dauern so lange an, dass sie die Kriterien für eine rezidivierende leichte depressive Störung (ICD-10: F33.0) erfüllen.
C. Wenigstens während einiger Perioden der Depression sollen mindestens drei der folgenden Symptome vorliegen:
   1. verminderter Antrieb oder Aktivität
   2. ausgeprägte Schlafstörungen
   3. Verlust des Selbstvertrauens oder Gefühl von Unzulänglichkeit
   4. Konzentrationsschwierigkeiten
   5. Sozialer Rückzug
   6. Verlust des Interesses oder der Freude an Sexualität und anderen angenehmen Aktivitäten
   7. verminderte Gesprächigkeit
   8. Pessimismus im Hinblick auf die Zukunft oder Grübeln über die Vergangenheit
   9. erkennbares Unvermögen mit den Routineanforderungen des täglichen Lebens fertigzuwerden
   10. Neigung zum Weinen
   11. Gefühl von Hoffnungslosigkeit und Verzweiflung

1.2.3 Anpassungsstörungen

Anpassungsstörung nach ICD-10

Eine Anpassungsstörung ist nach den Forschungskriterien des ICD-10 (Dilling et al., 2006, S. 124) durch folgende Kriterien definiert:

A. „Identifizierbare psychosoziale Belastung von einem außergewöhnlichen oder katastrophalen Ausmaß; Beginn der Symptome innerhalb eines Monats.

B. Symptome und Verhaltensstörungen, wie sie bei affektiven Störungen (F3) [...], bei Störungen des Kapitels 4 (neurotische, Belastungs- und somatoforme Störungen) [...] vorkommen. Die Kriterien einer einzelnen Störung werden aber nicht erfüllt. Die Symptome können in Art und Schwere variieren."

Das vorherrschende Erscheinungsbild der Symptome sollte mit der fünften Stelle weiter differenziert werden:

- „Ein vorübergehender leichter depressiver Zustand, der nicht länger als einen Monat dauert", wird als kurze depressive Reaktion verschlüsselt (F43.20).
- „Ein leichter depressiver Zustand als Reaktion auf eine länger anhaltende Belastungssituation, der zwei Jahre aber nicht überschreitet", wird als längere depressive Reaktion verschlüsselt (F43.21).

Im DSM-5 wurden Anpassungsstörungen neu konzeptualisiert als eine heterogene Gruppe von Stressreaktions-Syndromen, die nach der Exposition gegenüber einem belastenden (traumatischen oder nicht traumatischen) Ereignis eintreten, und werden somit nicht mehr (wie auch in der ICD-10) als Restkategorie für klinisch bedeutsamen Distress, der nicht das Vollbild einer depressiven Episode o. Ä. erfüllt, angesehen (vgl. Kasten 5).

Kasten 5: Kriterien für Anpassungsstörungen nach DSM-5 (American Psychiatric Association, 2013, 2015; Abdruck erfolgt mit Genehmigung aus der deutschen Ausgabe des Diagnostic and Statistical Manual of Mental Disorders, Fifth Edition © 2013, Dt. Ausgabe: © 2015, American Psychiatric Association. Alle Rechte vorbehalten)

Anpassungsstörungen nach DSM-5

A. Die Entwicklung von emotionalen oder behavioralen Symptomen als Reaktion auf einen identifizierbaren Belastungsfaktor, die innerhalb von 3 Monaten nach Beginn der Belastung auftreten.

B. Diese Symptome oder Verhaltensweisen sind insofern klinisch bedeutsam, als sie eines oder beide der folgenden Kriterien erfüllen:
   1. Deutliches Leiden, welches unverhältnismäßig zum Schweregrad und zur Intensität des Belastungsfaktors ist, nach Berücksichtigung des externen Umfelds und kultureller Faktoren, die den Schweregrad und das Beschwerdebild der Symptome beeinflussen können.
   2. Bedeutsame Beeinträchtigungen in sozialen, beruflichen oder anderen wichtigen Funktionsbereichen.

C. Das belastungsabhängige Störungsbild erfüllt nicht die Kriterien für eine andere psychische Störung und stellt nicht nur eine Verschlechterung einer vorbestehenden psychischen Störung dar.

D. Die Symptome sind nicht Ausdruck einer gewöhnlichen Trauerreaktion.

E. Wenn die Belastung oder deren Folgen beendet sind, dauern die Symptome nicht länger als weitere 6 Monate an.

Bestimme, ob:

F43.21 Mit Depressiver Stimmung: Gedrückte Stimmung, Weinerlichkeit oder Gefühle der Hoffnungslosigkeit stehen im Vordergrund.

F43.22 Mit Angst: Nervosität, Sorgen, Überspanntheit oder Trennungsangst stehen im Vordergrund.

F43.23 Mit Angst und Depressiver Stimmung, Gemischt: Eine Kombination von Depression und Angst steht im Vordergrund.

F43.24 Mit Störung des Sozialverhaltens: Eine *Störung des Sozialverhaltens* steht im Vordergrund.

F43.25 Mit Störung der Emotionen und des Sozialverhaltens, Gemischt: Sowohl emotionale Symptome (z.B. Depression, Angst) als auch eine *Störung des Sozialverhaltens* stehen im Vordergrund.

F43.20 Nicht Näher Bezeichnet: Für unangepasste Reaktionen, die sich nicht als eine der spezifischen Subtypen der *Anpassungsstörung* klassifizieren lassen.

Bestimme, ob:

Akut: Wenn das Störungsbild weniger als 6 Monate anhält.

Andauernd (Chronisch): Wenn das Störungsbild 6 Monate oder länger anhält.

1.2.4 Trauer als Reaktion auf bedeutsame Verluste oder Einbußen

Trauer

Eine wichtige Veränderung im DSM-5 stellt die Anerkennung von *Trauer* als eine normale und angemessene Reaktion auf einen Verlust dar (und nicht, wie im DSM-IV, lediglich als zeitbegrenzte depressive Episode). Nach dem DSM-5 führt eine depressive Episode nach einem schwerwiegenden Verlust hingegen zu zusätzlichem Leid, Wertlosigkeit, Suizidalität, schlechterer Gesundheit und beeinträchtigten Alltagsfunktionen: „Reaktionen auf erhebliche Verlustereignisse (z.B. Trauerfall, finanzieller Ruin, materielle Verluste bei Naturkatastrophen, schwerwiegende Erkrankungen oder Behinderungen) können Gefühle intensiver Traurigkeit, Grübeln über den Verlust, Schlaflosigkeit, verminderten Appetit und Gewichtsverlust [...] zur Folge haben, die einer depressiven Episode ähneln." (American Psychiatric Association, 2015, S. 218). Weiterhin wird zwischen Trauer und Depression differenziert: „Bei der Unterscheidung von Trauer und Major Depression ist es hilfreich zu berücksichtigen, dass bei Trauer die vorherrschenden

Affekte Gefühle von Leere und Verlust sind, während bei der Episode einer Major Depression eine durchgehende depressive Verstimmung und die Unfähigkeit, Glück und Freude wahrzunehmen, im Vordergrund stehen." (S. 218). Dies trete vor allem bei Personen auf, die im eigenen Leben oder in der Familienanamnese depressive Episoden aufweisen.

Trauer und Depression als unterscheidbare Reaktionen auf Verlust

Die Neufassung des Begriffs im DSM-5 deckt sich mit den Ergebnissen einer Reihe eigener Studien zur Verarbeitung des Verlustes eines Kindes durch Fehl- oder Totgeburt (Beutel, 2002), dass Trauer und Depression unterscheidbare Reaktionen auf einen Verlust sind, die auch kombiniert auftreten können. Bei Trauer steht die schmerzliche Auseinandersetzung mit dem Verlorenen im Vordergrund; sie hat einen bestimmten emotionalen Ausdruck (Herunterziehen der Unterlippe, Hebung des inneren Teils der Augenbrauen und Senkung der Mundwinkel (Darwin, 1872; Beutel & Weiner, 1993) und weckt beim Gegenüber Mitgefühl und Traurigkeit. Bei depressiven Reaktionen sind eher Distanziertheit, Ungeduld und Gereiztheit beim Gegenüber als Reaktion auf Enttäuschungswut, Selbstanklagen, Selbstbezogenheit und Selbstmitleid beim Depressiven festzustellen. Weitere klinische Unterscheidungsmerkmale sind die Qualität der Auseinandersetzung mit dem Verlust, die Regulation des Selbstwertgefühls und der Schuldgefühle sowie Hilf- und Hoffnungslosigkeit. Trauer tritt typischerweise in Wellen auf, ausgelöst durch Erinnerungen an eine verlorene Person (oder auch die verlorene Gesundheit), und ist nicht durchgängig vorhanden; möglich sind dennoch positive Emotionen und Humor, während eine depressive Verstimmung eher durchgängig vorhanden ist. Trauer geht auch mit einem Gefühl der Leere einher, aber nicht mit dem Verlust des Selbstwertgefühls. Das Ausmaß des Schmerzes hängt eng mit dem persönlichen Wert des Verlorenen zusammen, während bei Depressionen das Verlorene als enttäuschend wahrgenommen oder überschätzt wird. Selbstvorwürfe mit Durchgehen von realen oder vermeintlichen Versäumnissen sind ein wichtiger Teil von Trauer, im Unterschied zu Selbstanklagen und -verurteilung bei depressiven Zuständen. Dabei kann eine selektive, partielle Identifikation mit geschätzten Aspekten des Verstorbenen eine wichtige Rolle spielen. Nach diesen Ergebnissen klingt Trauer allmählich ab, während anhaltende Verstimmungen, Ängste und psychosomatische Beschwerden auf eine depressive Reaktion folgen.

Trauer fördert Akzeptanz und Neuorientierung

In der Auseinandersetzung mit einer schwerwiegenden Erkrankung stellt Trauer einen normalen und notwendigen Vorgang auf dem Weg zu Akzeptanz und innerer Neuorientierung dar, einen äußerst mühsamen und schmerzhaften Prozess. In der Trauer wird das Selbstwertgefühl nicht herabgesetzt. Bei Krebskranken setzen die vielfältigen Verluste in persönlicher und sozialer Hinsicht einen solchen Trauerprozess in Gang. Der Erwerb der Fähigkeit zu trauern, kann die Überwindung von Depressionen signalisieren (zur Psychodynamik der depressiven Entwicklung vgl. Kap. 2.2).

1.3 Epidemiologische Daten

Prävalenz von Depressionen bei Krebskranken

Die berichtete Prävalenz von Depressionen bei Krebskranken schwankt stark, je nach Art der Krebserkrankung, Stadium, Zeitpunkt und Methode der Messung, diagnostischen Kriterien und Zusammensetzung der Stichprobe (Li et al., 2012). Depressive Erkrankungen sind neben Angststörungen die häufigsten Komorbiditäten bei Krebskranken. Die gesamte kombinierte Prävalenz von majorer und minorer Depression sowie Dysthymie wurde auf 22 % geschätzt (Li et al., 2012; Mitchell et al., 2011). Eine neuere deutsche Metaanalyse (Vehling et al., 2012) kam allerdings nur auf insgesamt 11,1 %. Bei neu diagnostizierten Brustkrebspatinnen fanden Palmer et al. (2012) bei 8 % eine majore Depression, bei 6 % eine minore Depression und bei 2 % eine Dysthymie mittels eines SKID-Telefoninterviews (Palmer et al., 2012). Im Jahr nach der Diagnose berichteten Hill et al. (2011) bei 16 % der untersuchten Brustkrebspatientinnen eine majore Depression.

1.4 Verlauf und Prognose

Ohne adäquate Behandlung führen depressive Erkrankungen bei Krebskranken zu substanziellen Einbußen von Lebensqualität und Leistungsfähigkeit (Jim et al., 2012), zu längeren stationären Behandlungen, mangelnder Compliance, oder Mortalität (Satin et al., 2009). Eine Metaanalyse von Pinquart und Duberstein (2010) ergab bei Krebskranken mit Depressionen eine um 22 % erhöhte Sterblichkeit, auch wenn mögliche Einflussgrößen kontrolliert waren (bei den unkontrollierten Studien 19 %). Auch dieser Befund blieb nicht unumstritten (Garssen & van der Lee, 2011). In einer größeren Verlaufsstudie mit Patientinnen mit Brustkrebs und Unterleibskrebs fanden Schwarz et al. (2008) in der akuten Behandlungsphase gegenüber der Normalbevölkerung eine deutlich erhöhte Depressivität (gemessen mit der Hospital Anxiety and Depression Scale, HADS, vgl. Kap. 1.7). Die Depressivität normalisierte sich aber sechs Monate nach Behandlungsbeginn. Im Unterschied hierzu war die Ängstlichkeit initial und im Verlauf des ersten Jahres erhöht. Neuen Bevölkerungsdaten zufolge ist das Suizidrisiko vor allem in den ersten Wochen, aber auch im Verlauf des ersten Jahres und auch bei ungünstiger Prognose erhöht.

1.5 Differenzialdiagnose

Das Vorliegen von Niedergeschlagenheit, Erschöpfung, Traurigkeit, Selbstzweifeln und Resignation sowie das Auftreten einzelner depressiver Symptome sind nicht gleichbedeutend mit dem Vorliegen einer depressiven Störung. Gerade bei Patienten mit multiplen psychischen und körperlichen Erkrankungen oder älteren Patienten kann die Diagnose einer depressiven Störung erschwert sein, da bei ihnen Symptome wie allgemeine Schwäche oder Schlafstörungen auch unabhängig von einer Depression auftreten können.

Ausschluss einer organisch bedingten Depression

Wenn eine Behandlung geplant ist, die sich an dieses Manual anlehnt, sollten eine eingehende Anamnese und ein psychischer Befund die Grundlage sein. Zur Einschätzung, ob somatische Faktoren (z. B. Krebserkrankung, weitere somatische Erkrankungen wie Schilddrüsenunterfunktion, zerebrale Abbauprozesse, neurotoxische Substanzen) oder Medikation (z. B. Antihypertensiva) zur depressiven Symptomatik beitragen, sollte immer die Rücksprache mit dem behandelnden Onkologen, Hausarzt oder anderen Fachärzten erfolgen.

Ausschluss bipolarer Störung und Zyklothymie

Psychopathologisch ist weiterhin das Vorliegen einer bipolaren affektiven Störung bzw. einer Zyklothymie nach den Kriterien der ICD-10 auszuschließen, bei denen neben der Niedergeschlagenheit auch Phasen gehobener Stimmung vorzufinden sind. (Zu Screeningfragen zur Differenzialdiagnose vgl. auch die Nationale VersorgungsLeitlinie (NVL) Unipolare Depression; Deutsche Gesellschaft für Psychiatrie, Psychotherapie und Nervenheilkunde [DGPPN] et al., 2012).

Differenzialdiagnosen

Abzugrenzen sind
- Trauerprozesse, die der Bewältigung der mit der Erkrankung einhergehenden Verluste dienen,
- subsyndromale Belastungen, die das Befinden und die soziale Funktionsfähigkeit Krebskranker beeinträchtigen, aber nicht die geforderten diagnostischen Kriterien erfüllen,
- Krankheitssymptome, wie Gewichtsverlust und Inappetenz, Schlafstörungen, kognitive Beeinträchtigungen, Fatigue, die mit depressiven Symptomen überlappen,
- Behandlungsverfahren, die depressive Störungen verursachen können, wie z. B. die Gabe von Interferon oder Kortikosteroiden bzw. das Absetzen von Opiaten oder Benzodiazepinen.

Als eine der häufigsten und lang anhaltendsten Nebenwirkungen bzw. Spätfolgen von Krebserkrankung und Krebstherapie gilt heute die tumorbedingte Fatigue. Kennzeichnend für diesen oft schwer beeinträchtigenden leib-seelischen Zustand sind anhaltende körperliche und geistige Erschöpfung und die Unfähigkeit, sich trotz ausreichenden Schlafes zu erholen und Energiereserven zu sammeln. Weitere Kennzeichen sind Konzentrations- und Aufmerksamkeitsstörungen (vgl. Kasten 6).

Kasten 6: Merkmale der Fatigue (ICD-10: G93.3)

Fatigue ist eine häufige Nebenwirkung bei Krebserkrankungen

Fatigue (französisch Müdigkeit, Abgeschlagenheit) ist ein häufiger und klinisch bedeutsamer Symptomkomplex bei Krebskranken, der oft nur schwer von Depressionen abzugrenzen ist. Schließlich ist Erschöpfung eines der depressiven Kernsymptome. Fatigue bezeichnet ein „krankheitswertiges, unüberwindliches, anhaltendes und ganzkörperliches Gefühl einer kognitiven, emotionalen und psychophysischen Erschöpfung mit verminderter Kapazität für körperliche und geistige Betätigung [...]“ (Schwarz & Singer, 2008, S. 157). Wie bei der Neurasthenie (ICD-10: F48.1) besteht ein Missverhältnis zwischen Belastung und Erschöpfungsgefühl, das sich durch Schlaf nicht einfach beheben lässt. Mögliche körperliche Ursachen können Blutverlust (Anämie), Folgen der Hormon- und Radiotherapie, Mangelernährung (Kachexie), hormonelle Störungen, ungenügende Symptomkontrolle (Schmerz) sein.

1.6 Komorbidität

Bei vielen psychischen Störungen gehören depressive Symptome zum typischen Krankheitsbild. Besonders häufig ist die Komorbidität von depressiven Störungen mit Angststörungen (generalisierte Angststörung, soziale Phobie, Panikstörung), somatoformen Störungen, Substanzmissbrauch sowie Ess- und Persönlichkeitsstörungen. Gerade bei schwer körperlich Erkrankten ist eine erhöhte Suizidalität nicht selten mit einer Depression verbunden.

Generell können Depressionen parallel zu allen anderen psychischen Störungen auftreten und sind bei Vorliegen der entsprechenden Kriterien auch zusätzlich zu den anderen Störungen zu diagnostizieren.

Erhöhte Suizidgefährdung beachten

Erhöhte Suizidgefährdung beachten!

In einer schwedischen Kohortenstudie an 6.073.240 Personen betrug das relative Risiko von Suizid nach der Diagnose einer Krebserkrankung in den ersten Wochen 12,6 (95%-Konfidenzintervall [CI], 8,6 bis 17,8) und während des ersten Jahres 3,1 (95% CI, 2,7 bis 3,5). Das Risiko war vor allem bei ungünstiger Prognose erhöht und ließ sich nicht durch schwerwiegende psychische Vorerkrankungen erklären (Fang et al., 2012).

1.7 Diagnostische Verfahren und Dokumentationshilfen

Die Diagnose einer depressiven Störung wird primär klinisch durch eine ausführliche biopsychosoziale Anamnese und Befunderhebung gestellt. Die Nationale VersorgungsLeitlinie Unipolare Depression (DGPPN et al., 2012)

Körper-
symptome
als Hinweise

weist mit Recht darauf hin, dass das Erkennen depressiver Störungen häufig dadurch erschwert wird, dass Patienten nicht spontan über typische Symptome einer Depression berichten, da sie depressive Symptome nicht zuordnen können oder organische Ursachen vermuten. Beschrieben werden auch Schwierigkeiten, über psychische Beschwerden zu sprechen. Wichtige Hinweise geben unspezifische Symptome wie Schlafstörungen, Appetitstörungen, Kraftlosigkeit, Schmerzen, Druckgefühl in Hals und Brust, Globusgefühl, funktionelle Störungen von Herz und Kreislauf (z. B. Tachykardie, Arrhythmie, Synkopen), Atmung (z. B. Dyspnoe), Magen und Darm, Schwindelgefühle, Flimmern vor den Augen, Sehstörungen, Muskelverspannungen, diffuse Schmerzen, Verlust von sexuellem Interesse, sexuelle Funktionsstörungen oder auch Gedächtnisstörungen. Empfohlen wird auch, auf Merkmale des äußeren Erscheinungsbildes, Körperpflege, Kleidung, Gestik, Mimik und die Physiognomie sowie den körperlichen Allgemeinzustand zu achten. Das Sprechverhalten mit Klang, Tempo, Modulation, vor allem der sprachliche Ausdruck und auch das Sprachverständnis können bei depressiven Störungen spezifisch beeinträchtigt sein. Bei schwereren Depressionen imponiert häufig auch eine psychomotorische und/oder motorische Verlangsamung.

Screening-
verfahren als
Routine in der
onkologischen
Versorgung

Depressionen werden auch oft in der onkologischen Routine übersehen (Keller et al., 2004; Sharpe et al., 2004). Daher fordern aktuelle psychoonkologische Leitlinien (vgl. die Internetseite des Leitlinienprogramms Onkologie: www.leitlinienprogramm-onkologie.de), dass routinemäßig in der onkologischen Versorgung validierte und standardisierte Screeningverfahren eingesetzt werden, die neben psychosozialer Belastung auch den Patientenwunsch nach psychosozialer Unterstützung erheben. Bei positivem Screening bzw. entsprechendem Patientenwunsch sollte ein diagnostisches Gespräch zur Abklärung psychosozialer Belastungen und Komorbidität erfolgen. Die folgenden Screeningverfahren werden am häufigsten bei Krebspatienten zur Erkennung von Depressionen, aber auch zur Verlaufskontrolle von Interventionen empfohlen:

- Die Hospital Anxiety and Depression Scale – Deutsche Version (HADS-D; Herrmann-Lingen et al., 2011) ist ein Fragebogen zur Selbstbeurteilung von Depressivität und Angst bei körperlich Kranken. Der Fragebogen besteht aus 14 Items, aus denen je eine Depressivitäts- und Angst-Subskala gebildet werden können. Die Items werden auf einer vierstufigen Skala (0 bis 3) beantwortet. Für jede Subkala kann ein Gesamtwert zwischen 0 und 21 erreicht werden. Werte von 0 bis 7 gelten als unauffällig. Werte von 8 bis 10 gelten als grenzwertig. Werte ab 11 werden als auffällig interpretiert (11 bis 14: „schwere Symptomatik“, 15 bis 21: „sehr schwere Symptomatik“). Das Ausfüllen des Fragebogens dauert 2 bis 5 Minuten. Während die HADS-D lange als Verfahren der Wahl für chronisch Kranke angesehen wurde, da sie auf körperliche Symptome weitgehend verzichtete, mehrt sich aktuell die Kritik, dass die

Struktur der beiden Skalen in verschiedenen Studien nicht konsistent repliziert wurde. Bemängelt wurden vor allem auch die umgangssprachlichen britischen Formulierungen, die eine Übersetzung in andere Sprachen erschweren und das unterschiedliche Antwortformat der Items, welches Flüchtigkeitsfehler begünstigt. Umstritten ist auch der Verzicht auf körperliche Beschwerden, die beispielsweise maßgeblich den Zusammenhang von Depression und körperlicher Erkrankung vermitteln (Michal et al., 2013).

- Im frei verfügbaren Gesundheitsfragebogen für Patienten (PHQ; dt. Version: PHQ-D; Löwe et al., 2002a, 2002b) lässt sich u. a. erfassen, wie oft sich eine Person durch 9 depressive Symptome beeinträchtigt fühlt (0 = „überhaupt nicht“ bis 3 = „beinahe jeden Tag“). Antworten werden zu einem Gesamtwert (0 bis 27) aufsummiert. (Dieser Skalensummenwert wird auch als PHQ-9 bezeichnet; Löwe, Spitzer et al., 2002.) Ein Wert von 0 bis 4 wird als unauffällig angesehen, Werte von 5 bis 9 weisen auf eine leichte, Werte von 10 bis 14 auf eine mäßige und Werte von 15 bis 27 auf eine schwere Ausprägung der depressiven Erkrankung hin. Ein Summenwert von größer/gleich 10 definiert eine depressive Erkrankung mit einer Sensitivität von 81 % und einer Spezifität von 82 % (Löwe et al., 2004). Der reliable und valide General Anxiety Disorder Questionnaire (GAD-7) des PHQ erfasst die Symptomschwere generalisierter Ängstlichkeit (Löwe et al., 2008). Sieben Items werden auf einer vierstufigen Likert-Skala für die vergangenen zwei Wochen von 0 (überhaupt nicht) bis 3 (fast jeden Tag) eingeschätzt, mit einer Gesamtspanne von 0 bis 21 (5 bis 9: milde, 10 bis 14: mäßige und 15+: schwere Angstsymptome).
- Die ultrakurze Version des PHQ-4 für die Erfassung von Depressivität und Angst wurde anhand von Daten aus der Allgemeinbevölkerung validiert (Löwe et al., 2010); sie besteht aus jeweils zwei Leititems zur Erfassung von Depressivität und Ängstlichkeit.
- Die Psychoonkologische Basisdokumentation (PO-Bado) ist eine Fremdeinschätzungsskala für das psychosoziale Befinden von Krebspatienten (Arbeitsgruppe PO-Bado, 2009; vgl. Herschbach et al., 2004). Verschiedene Versionen der PO-Bado sind kostenfrei auf der Internetseite zur Psychoonkologischen Basisdokumentation (www.po-bado.med.tu-muenchen.de) verfügbar.

Klinische Interviews

Als Bestandteil einer umfassenden psychoonkologischen Diagnostik und valider diagnostischer Verfahren werden klinische Interviews eingesetzt, deren Anwendung eine umfassende Schulung der Beurteiler erfordert. Als sogenannter „Goldstandard“ der Diagnostik psychischer Störungen wird das Strukturierte Klinische Interview für DSM-IV (SKID; Wittchen et al., 1997) angesehen, das u. a. zwischen den verschiedenen Formen depressiver Erkrankungen differenziert.

Aufgrund der häufigen Komorbidität von Depression und *Suizidalität* sollte, entsprechend der Nationalen VersorgungsLeitlinie Unipolare Depression (DGPPN et al., 2012) Suizidalität und deren Risikofaktoren (vgl. Kapitel 4.4.6) bei depressiven Patienten immer präzise und detailliert erfragt werden – auch im weiteren Behandlungsverlauf.

Einschätzung der therapeutischen Beziehung durch den Patienten

Für die Behandlung nach diesem Behandlungsmanual hat sich die patientenseitige Einschätzung der therapeutischen Beziehung als relevant für den Therapieerfolg erwiesen. Wir empfehlen deshalb, die therapeutische Beziehung im Therapieprozess zu Beginn, während und am Ende der Therapie mittels eines standardisierten Fragebogens zu erheben. Die Auswahl an deutschsprachigen Messverfahren zur therapeutischen Beziehung ist begrenzt. Als Beispiel soll hier die deutsche Kurzform des Working Alliance Inventory (WAI-S; Wilmers et al., 2008) erwähnt werden. Diese erfasst in 12 Items drei Aspekte der therapeutischen Beziehung, welche zu einer Gesamtskala zusammengefasst werden können. Dabei beschreibt die Skala „Task" die Übereinstimmung des Therapeuten und Patienten bezüglich Techniken und Therapieelementen, während die Skala „Goal" die Übereinstimmung hinsichtlich der zu erreichenden Ziele und Ergebnisse der Therapie bezeichnet. Die Skala „Bond" entspricht dem Konzept der „Empathie" und beschreibt die interpersonelle Beziehung zwischen Therapeut und Klient. Der Helping Alliance Questionnaire (HAQ) wurde von Bassler und Kollegen (1995) ins Deutsche übersetzt und ist ein Fragebogen zur Bewertung der therapeutischen Beziehung zwischen Therapeut und seinem/ihrem Patienten. Der Fragebogen umfasst 11 Items, die auf einer sechsfach gestuften Likertskala eingeschätzt werden. Die faktorenanalytische Untersuchung der Itemstruktur ergab eine 2-Faktor-Lösung für die Patientenversion, Beziehungszufriedenheit und Erfolgszufriedenheit mit der Psychotherapie.

Spezifische, auf psychoanalytischem Krankheitsverständnis beruhende diagnostische Instrumente zur Einschätzung des Schweregrads von Depressionen existieren bisher nicht. Dies gilt auch für die standardisierte Dokumentation des Behandlungsverlaufs bzw. des Behandlungserfolgs. Wird auf eine standardisierte Diagnostik Wert gelegt, so kann auch ergänzend die Operationalisierte Psychodynamische Diagnostik (Arbeitskreis OPD, 2006) zur Bestimmung des ich-strukturellen Entwicklungsniveaus einbezogen werden.

2 Störungstheorien und -modelle

2.1 Risikofaktoren für depressive Störungen bei Krebskranken

In den letzten Jahren hat sich die Sichtweise von Depression und chronischer Krankheit gewandelt. Beispielsweise bei Herz-Kreislauf-Erkrankungen und Diabetes geht man inzwischen von einem bidirektionalen Zusammenhang aus, d. h. dass beispielsweise eine koronare Herzerkrankung nicht nur mit einem erhöhten Depressionsrisiko einhergeht, sondern umgekehrt auch Depressionen auf vielfältige Weise zur Entstehung bzw. einem ungünstigen Verlauf von Herzerkrankungen beitragen. Bei Krebskranken ist der Weg von onkologischen Erkrankungsfaktoren zur Depression gut gesichert; zu umgekehrten Einflussmöglichkeiten sind die Kenntnisse lückenhaft bzw. strittig. Abbildung 1 gibt einen Überblick über Risikofaktoren für die Entstehung von Depressionen bei Krebskranken.

Wie Abbildung 1 zeigt, zeichnen sich depressive Störungen bei Krebskranken durch einen multifaktoriellen Hintergrund aus, dem bei der diagnostischen Abklärung Rechnung zu tragen ist. So wirken *psychosoziale*, *krankheitsbezogene* und *medizinische* Faktoren eng zusammen und rufen ein *Kontinuum von Depressionen* hervor, das von subsyndromalen Belastungen (deutlicher Distress, der aber die diagnostischen Schwellenkriterien nicht erfüllt), Anpassungsstörungen bis hin zu schweren depressiven Episoden oder auch chronisch verlaufenden depressiven Verstimmungen im Sinne der Dysthymie reicht.

Wichtig ist es, bei dem Verdacht auf eine Depression bei einem Krebskranken eine möglichst genaue Abklärung der genannten Faktoren durchzuführen und in der Behandlungsplanung die erhobenen *Risiko-* bzw. *Schutzfaktoren* zu berücksichtigen. Maßgeblich für die Belastung durch die Erkrankung (vgl. Abb. 1) sind (1) psychosoziale und anamnestische Faktoren, (2) krankheitsbezogene und (3) medizinische Behandlungsfaktoren:

Psychosoziale und anamnestische Faktoren

1. *Psychosoziale und anamnestische Faktoren:* Ein erhöhtes Depressionsrisiko findet sich allgemein bei jüngeren, weiblichen, sozial isolierten Patienten und Personen mit einem geringeren Bildungsstand bzw. Sozialstatus (Schwarz et al., 2008). Dies gilt insbesondere auch für Patienten, die in der familiären Vorgeschichte oder in der eigenen Anamnese psychische Vorerkrankungen (vor allem frühere Depressionen, Angststörungen, substanzgebundene Suchterkrankungen) und/oder frühere unverarbeitete

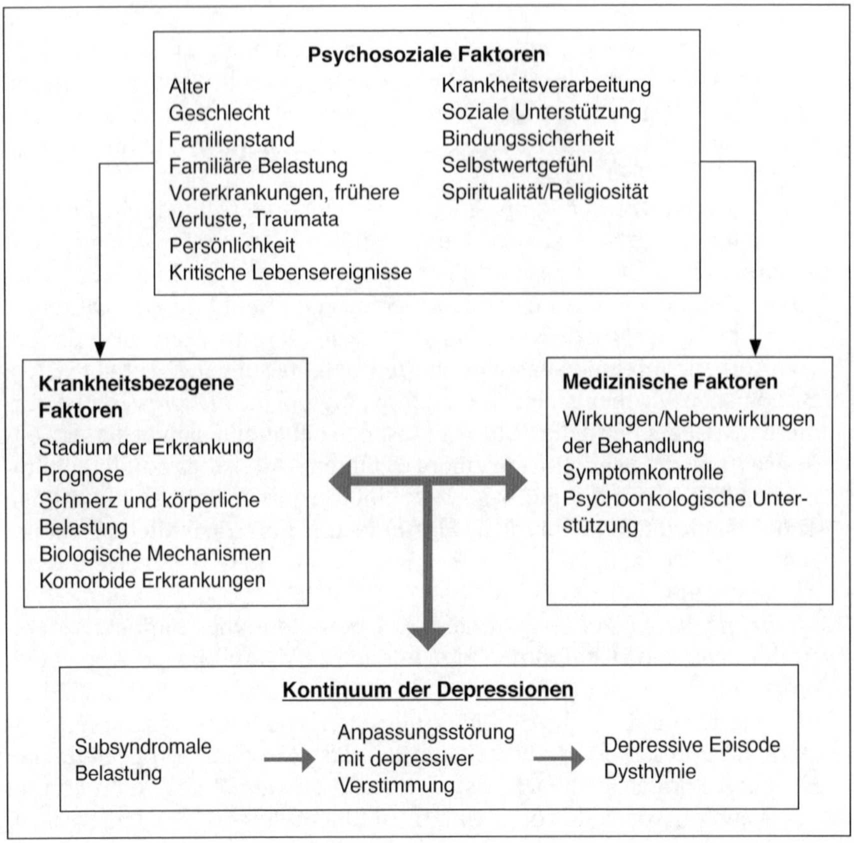

Abbildung 1: Risikofaktoren für Depressionen bei Krebskranken (modifiziert nach Li et al., 2012, S. 1188)

Verluste bzw. Traumatisierungen aufweisen. Weitere Risikofaktoren sind Merkmale der *Persönlichkeit* (z. B. Perfektionismus vs. Offenheit für neue Erfahrungen).

Hervorzuheben ist, dass Krebs – im Unterschied zu anderen chronischen Erkrankungen mit vergleichbaren prognostischen Aussichten (z. B. chronische Nierenerkrankungen) – mit negativen Stereotypen belegt ist, die vielfach die Krankheitsbewältigung erschweren. Susan Sontag sprach von „Krankheit als Metapher" (1978), dies betrifft bei Krebs vor allem Vorstellungen von unheilbarem Siechtum, Verfall, Selbstzerstörung oder Bösem, das im Innern des eigenen Körpers um sich greift. Entsprechend legt der „Kampf gegen den Krebs" das Bild eines Feindes nahe, der mit äußerst einschneidenden Mitteln („Stahl, Strahl, Chemo") bekämpft und besiegt werden muss (Söllner et al., 2002). So wie soziale Einbindung eine wesentliche Ressource für viele Krebskranke darstellt, können soziale Isolation, Einsamkeit oder auch schädliche oder verunsichernde soziale Interaktionen ganz wesentlich zur Entstehung einer Depression beitragen. Ähnliches gilt für Bindungsunsicherheit oder -vermeidung (vs. sichere Bindung) in Form von mangelndem Vertrauen, in kritischen Situationen den erforderlichen Rückhalt zu bekommen, und für die Ausprägung des Selbstwertgefühls.

Krankheitsbezogene Faktoren

2. *Krankheitsbezogene Faktoren:* Es finden sich unterschiedliche Depressionsraten bei verschiedenen Tumorentitäten (Pankreas-, Magen-, Lungenkrebs) und in fortgeschrittenen Stadien der Erkrankung (Li et al., 2012). Einer der stärksten und konsistentesten Prädiktoren für Depressionen ist die körperliche Krankheitslast, besonders die Zahl und Schwere von Körpersymptomen und assoziierten Behinderungen (Li et al., 2012). Biologische Mechanismen sind noch wenig geklärt. Depression ist vermutlich assoziiert mit der Tumorzelllast und behandlungsinduzierter Zelldestruktion, die wiederum zu einem erhöhten Anfall von proinflammatorischen Zytokinen führen (sog. „zytokininduzierte Depression"). Einige Tumoren produzieren ihrerseits Hormone und hormonähnliche Substanzen (sog. „Paraneoplasien") wie z.B. das Carcinoid, die zu Depressionen beitragen können.

Medizinische Behandlungsfaktoren

3. *Medizinische Behandlungsfaktoren:* Chemotherapie, radioaktive Bestrahlungen und Hormontherapien können auf vielfältigsten Wegen Depressionen auslösen (Schwarz et al., 2008); ein wichtiges Beispiel ist das Interferon, das – in Einklang mit der Hypothese der zytokininduzierten Depression – dafür bekannt ist, dass es neben grippeähnlichen Nebenwirkungen auch Depressionen auslösen kann. Umgekehrt kommt der Symptomkontrolle von Schmerz, Schlafstörungen, Gewichtsverlust, Übelkeit u.a. eine immense Rolle zu bei der Vorbeugung bzw. Behandlung von Depressionen. Letztlich spielt die Qualität der Kommunikation und des Umgangs mit Patienten eine Schlüsselrolle für deren Krankheitsbewältigung; im Gesamtkontext der medizinischen Behandlung ist eine adäquate psychoonkologische Unterstützung eine wesentliche Komponente.

Krankheitsbewältigung

Sah man lange chronisch Kranke als Opfer einer bedrohlichen oder überwältigenden Krankheitsrealität, so rückte die sogenannte Copingforschung die subjektive Einschätzung und Bewältigung der Erkrankung und damit einhergehender Belastungen in den Vordergrund. Damit erschienen Kranke vielmehr als aktive Gestalter einer erträglichen Realität, deren Bewältigungsbemühungen es psychotherapeutisch zu unterstützen galt (Schwarz & Singer, 2008; Beutel & Muthny, 1988). Klinisch hat sich das Modell von Lazarus und Folkman (1984) bewährt, nach dem Reaktionen von Kranken maßgeblich durch ihre Einschätzung der vorliegenden oder antizipierten Belastungen geprägt sind. Zu fragen ist beispielsweise, ob Patienten eine konkrete Belastung als Bedrohung, Verlust oder Herausforderung bewerten (primäre Bewertung), ob sie zur erfolgreichen Bewältigung dieser Belastungen über ausreichende Ressourcen verfügen (sekundäre Bewältigung) und ob die angewandten Strategien der Krankheitsbewältigung zum erfolgreichen Umgang mit der Belastung führten oder ggf. verändert werden müssen (Neubewertung). Unter Krankheitsbewältigung verstehen wir Coping- und Abwehrprozesse, die Menschen bewusst oder unbewusst anwenden, um Belastungen im Zusammenhang mit Erkrankungen zu reduzieren.

Bewertung

Coping- bzw. Bewältigungsprozesse sind eher bewusst, kognitiv-erlebnisorientiert und behavioral, flexibel; es findet sich eine eher unverfälschte Wahrnehmung der Belastungssituation. Abwehrprozesse hingegen sind unbewusst, kognitiv-erlebnisorientiert, rigide und gehen mit einer Verzerrung der intersubjektiven Realität und Selbstwahrnehmung einher.

Coping und Abwehr

Wie adaptiv Bewältigungs- und Abwehrprozesse in der konkreten Krankheitsverarbeitung (z. B. anhaltende Krankheitsverleugnung vs. aktive Krankheitsbewältigung) sind, hängt wesentlich auch von den Belastungsfaktoren im Krankheitsprozess ab. Aktuellen Konzepten zufolge scheint es nicht „eine“ günstige Coping- oder Abwehrstrategie zu geben, vielmehr dürfte sich Widerstandskraft in den Wechselfällen einer chronischen bzw. lebensbedrohlichen Erkrankung (sog. Resilienz) darin zeigen, über ein Repertoire verschiedener Strategien in flexibler Weise verfügen zu können (Beutel & Muthny, 1988). Obwohl die These, dass allein eine aktive und kämpferische Haltung den Krankheitsverlauf positiv beeinflusst, nicht mehr aufrechterhalten werden kann, kursiert sie dennoch in vielen Schriften und Informationsmaterialien für Tumorpatienten. Die Ansicht, den Krebs besiegen zu können, wenn man nur genügend kämpft, impliziert, dass all jene Patienten ein Selbstverschulden trifft, bei denen die Erkrankung fortschreitet. Andererseits verringert ein aktives Auseinandersetzen mit der Krankheit das Gefühl des Ausgeliefertseins und kann sich positiv auf die Lebensqualität und unter Umständen auch auf den Krankheitsprozess auswirken.

Resilienz

2.2 Psychodynamische Störungsmodelle der Depression

Von psychoanalytischer Seite wurden verschiedene, zum Teil sich überschneidende Modelle der Entstehung depressiver Erkrankungen entwickelt. Ihnen gemeinsam ist, dass psychoanalytische Autoren depressive Erkrankungen immer in Zusammenhang mit Entwicklungsprozessen verstehen, und zwar vor allem mit Fehlentwicklungen zum einen hinsichtlich eines differenzierten, integrierten, realistischen und grundsätzlich positiven Selbst- und Identitätsgefühls, zum anderen im Bereich der Entwicklung einer Fähigkeit, ausreichend befriedigende, reziproke, interpersonale Beziehungen aufzunehmen und zu gestalten.

Trauer und Melancholie

Ausgangspunkt für Freuds Überlegungen (1917) war der Vergleich zwischen Trauer und Melancholie, zeigen sich hier doch Parallelen im Erscheinungsbild, wie z. B. die tiefe, schmerzliche Verstimmung, der Verlust des Interesses etc. Auch stellen beide Zustände eine Reaktion auf einen Verlust dar. Freud nahm an, dass der an einer Depression Erkrankte zwar weiß, wen er verloren hat, nicht jedoch, *was* er an ihm verloren hat; dass es sich somit um einen dem Bewusstsein entzogenen Objektverlust handelt. Im entscheidenden Unterschied zur Trauer zeigten sich bei der Melancholie jedoch eine Störung des Selbstwertgefühls und heftige, oft erniedrigende Selbstvorwürfe. Die Selbstanklagen passen nicht zum Melancholiker, wohl aber zu dem Objekt, welches der Patient verloren hat. So folgerte Freud, dass es sich bei den Selbstanklagen um Anklagen gegen das ursprüngliche, ambivalent geliebte Objekt handle, die nun gegen das eigene Ich gewendet werden.

Selbstwertregulation

Sándor Radó (1927) zeigte den verletzlichen Mechanismus der Selbstwertregulation bei depressiven Patienten auf. Er charakterisierte die depressiven Patienten als auffallend abhängig von äußerer narzisstischer Zufuhr und beschrieb ihre Neigung, passiv-abhängige Objektbeziehungen einzugehen, da sie nur so ihr fragiles Selbstwertgefühl stabilisieren könnten. Durch die Abhängigkeit von äußerer Zufuhr sei das Selbstwertgefühl äußerst vulnerabel. Auf einen drohenden (realen oder phantasierten) Liebesverlust reagierten die Patienten mit intensiver Aggression. Führe diese Aggression nicht zum erwünschten Ziel – der Wiedergewinnung des Objektes –, so bestrafe das Ich sich selbst.

Bibring (1952) vermutete, dass stets das Ich des Depressiven eine empfindliche Erschütterung in seinem narzisstischen Glauben an sich selbst, seine Ziele, seine Bestimmung erlitten habe. Er folgerte, dass der Depressive an narzisstisch bedeutungsvollen Zielen und Objekten festhalte (geliebt und geachtet, stark, gut und liebevoll zu sein).

Wie bereits im vorhergehenden Kapitel umrissen, lässt sich der Zusammenhang zwischen einer Tumorerkrankung und dem Auftreten einer Depression als ein Zusammenspiel zwischen der organischen Schädigung und der Disposition für depressive Störungen konzipieren im Sinne der bereits von S. Freud (1905, S. 141 f.) beschriebenen Ergänzungsreihe äußerer und innerer Bedingungen der Erkrankung. Das Zusammenwirken dieser dynamischen Kernthemen wird von Busch et al. (2004, S. 26) prägnant wie folgt konzipiert:

Narzisstische Vulnerabilität

Eine erhöhte narzisstische Vulnerabilität entsteht aufgrund früher Erfahrungen von Verlust. Zurückweisung oder Empfindungen des eigenen Nichtgenügens äußern sich in einer hohen Empfindsamkeit hinsichtlich realer bzw. phantasierter Verluste. Narzisstische Einbrüche ereignen sich nach Zurückweisungen, dem Erleben des eigenen Unvermögens (körperliche Bedrohung bzw. Schwäche) oder nach Verlusten selbstwertstabilisierender Objekte. Durch die hohe Sensitivität gegenüber solchen phantasierten oder tatsächlichen Verlusten kommt es zu wiederholten Beeinträchtigungen des Selbstwertgefühls, die zu depressiven Affekten und Wut als Reaktion auf Verletzung führen.

Ärger

Reaktiver, konflikthafter Ärger entsteht als Reaktion auf Kränkungen bzw. subjektiv erlebten realen Mangel an Responsivität der anderen auf die Bedürfnisse und Wünsche des Individuums. Ärger mag auch daraus resultieren, dass andere für die eigene Verletzlichkeit verantwortlich gemacht werden. Andere Quellen sind das Gefühl eines erlittenen Unrechts oder Neid *(„Andere rauchen 40 Jahre täglich eine Packung, und ich kriege den Lungenkrebs und habe doch immer gesund gelebt“).* Dieser Ärger wird aber gerade wegen des Angewiesenseins auf das Wohlwollen der anderen als bedrohlich und inakzeptabel angesehen und gegen die eigene Person gewandt.

Schuld- und Schamgefühle

Schuldgefühle resultieren, wenn der Ärger gegen das Selbst gewendet wird und als harsches Selbsturteil über eigenes Verhalten wiederkehrt *(„Der Krebs ist die Strafe dafür, dass ich meine Familie verlassen habe“; „Der Brustkrebs ist die Strafe, dass ich unbedingt so spät noch ein Kind bekommen wollte“).* Negative Selbstwahrnehmung und Selbstkritik führen zur Verringerung des Selbstwertgefühls und depressiven Affekten. Hier können Internalisierungen kritischer und strafender elterlicher Beurteilungen eine maßgebliche Rolle spielen. Schamgefühle beziehen sich auf die negative Sichtweise der eigenen Person und können u. U. durch das eigene Erleben von Schwäche oder Hilflosigkeit ausgelöst werden.

Idealisierung und Entwertung

Idealisierung und Entwertung dienen der Milderung der geringen Selbstachtung: Um das eigene, beeinträchtigte Selbstwertgefühl zu entlasten, werden andere in Bezug auf die Befriedigung eigener Bedürfnisse kompensatorisch idealisiert. Aufgrund von tiefer Enttäuschung der unhaltbaren Idealisierung (Behandler, Partner etc.) erfolgt unter Umständen nachfolgend eine Entwertung. Als Konsequenz zeigen sich Enttäuschung und Wut über den Anderen respektive über die eigene Person.

Wendung des Ärgers gegen das Selbst

Als charakteristische Abwehrmechanismen begegnen wir der Verleugnung *„ich doch nicht“*, der Projektion *„alles Schlechte kommt von anderen“*, der passiven Aggression (indirekter Ärgerausdruck, z. B. über „verletzt sein“) und der Reaktionsbildung (Verleugnung von Ärger durch Idealisierung). Das führt dazu, dass eigener Ärger nicht effektiv verarbeitet wird. Es kommt zur Wendung des Ärgers gegen das Selbst, oder die Welt wird als feindselig, bedrohlich, achtlos angesehen, daraus resultiert die Zunahme der depressiven Verstimmung.

Depressiver Teufelskreis

Aus dieser Dynamik entwickelt sich typischerweise der folgende depressive Teufelskreis (Busch et al., 2004): Narzisstische Verwundbarkeit zeigt sich an einer großen Empfindsamkeit gegenüber Enttäuschung; Enttäuschung löst Wut aus, die wegen der hohen Abhängigkeit von anderen bei der Regulation des eigenen Selbstwertgefühls nicht gefühlt werden kann, sondern gegen das Selbst gewendet wird, indem die eigene Person an einem perfektionistischen Selbst-Ideal gemessen und abgewertet wird. Dies führt zu einer weiteren Minderung des Selbstwertgefühls und damit zu einer Verschlimmerung der depressiven Verstimmung.

Zuspitzende Dynamik gewinnt das Geschehen daraus, dass das geringe Selbstwertgefühl zur Idealisierung anderer führt, die das Selbst durch einzigartige Zuwendung und Verständnis schützen und stabilisieren sollen. Dass Zuwendung und Verständnis nicht in der benötigten Weise ausreichend erhalten werden kann, führt zu Enttäuschung und Umschlagen in Entwertung, mit der Folge weiterer Verringerung des Selbstwertgefühls.

Auslöser der Depression sind in diesem Modell wahrgenommene oder tatsächliche Verluste oder Zurückweisung, ein Ungenügen gegenüber einem perfektionistischen Ich-Ideal, ein Wechsel zwischen Idealisierung und Entwertung sowie Bestrafung durch das Über-Ich für aggressive oder sexuelle Fantasien.

Ein vielversprechendes, in der Psychotherapieforschung zunehmend beachtetes und empirisch gestütztes Modell stammt von Sidney Blatt und Mitarbeitern, die in ihrem Modell (Blatt & Zuroff, 1992, 2005; vgl. Beutel et al., 2004) Konzepte aus psychoanalytischen Theorien, der kognitiven Entwicklungspsychologie und der Bindungsforschung integrieren. Sie unterscheiden zwischen einer abhängigen (anaklitischen) und einer selbstkritischen (introjektiven) Depression, die nach bisherigen Ergebnissen unterschiedlich auf eine Kurzzeitpsychotherapie ansprechen:

Abhängige (anaklitische) vs. selbstkritische (introjektive) Depression

- Bei *abhängig Depressiven* stehen Gefühle von Einsamkeit, Hilflosigkeit und Schwäche im Vordergrund. Es besteht ein intensives Verlangen, geliebt, versorgt und beschützt zu werden. Aufgrund defizitärer Erfahrungen von Versorgung, Zuwendung und Unterstützung in ihren primären Beziehungen konnten sie diese basalen zwischenmenschlichen Erfahrungen nicht als Repräsentationen hilfreicher Beziehungen internalisieren. Da sie auf konkrete und kontinuierliche äußere Unterstützung, Beruhigung und Befriedigung angewiesen bleiben, richten sie Handlungen und Lebensgestaltung darauf aus, die Zuwendung wichtiger anderer zu erhalten. Trennung, Objektverlust und Zurückweisung sind dann potenzielle Auslöser für depressive Verstimmungen und/oder den Einsatz von Abwehrstrategien (z. B. Verleugnung, Suche nach Ersatzobjekten). Häufig klagen Patienten vornehmlich darüber, dass ihnen die ihnen zustehende Fürsorge – nun gerade noch mit der Erkrankung – versagt werde, man kümmere sich nicht und überlasse sie sich selbst. In der Gegenübertragung entstehen beim Therapeuten häufig Gefühle von Insuffizienz und später auch Ärger – darüber, der Patientin nicht gerecht werden zu können.

- Eine *selbstkritische* oder *introjektive Depression* ist gekennzeichnet durch Gefühle von Wertlosigkeit, Unterlegenheit, Versagen und Schuld. Die Betroffenen leben stets in kritischer Selbstbeobachtung und fürchten Ablehnung, Kritik und Zurückweisung. Streben nach exzessiver Leistung, überhöhten Standards und Perfektion sollen ein positives, kohärentes Selbstbild stützen und Anerkennung sicherstellen. Aufgrund der harschen Selbstbeurteilung durch ein strenges Über-Ich führen auch ihre Erfolge nicht zu einem echten oder anhaltenden Gefühl der Befriedigung. Biografisch lässt sich häufig die Angst davor rekonstruieren, den rigiden, hochgesteckten Standards der Eltern nicht genügen zu können. Die kritische Haltung gegenüber der eigenen Person und die kompetitive Beziehungscharakteristik gegenüber anderen erschwert es, Versagensgefühle mitzuteilen und in kritischen Lebenssituationen Unterstützung zu suchen. Die Klage der Patienten bezieht sich vorwiegend darauf, dass sie viele Dinge nicht mehr schaffen würden, dass sie zu schwach seien. Die Unzufriedenheit bezieht sich meist auf die eigene Person. Andere Personen seien auch nur unzufrieden mit der Patientin. Die Patientinnen schildern sich oft als alleingelassen und ausgeschlossen. Die empfundene Hilflosigkeit wird kaum angesprochen, der Therapeut kaum um Hilfe ersucht. Therapeuten fühlen sich schnell als Außenstehende und fühlen sich in der Gegenübertragung ebenfalls als hilflos. Diese Konstellation kann ein hohes Risiko für ernste und tödliche Suizidversuche darstellen.

Krankheitswahrnehmung Depressiver

Luborsky et al. (1995, 1996) ergänzen wichtige klinische Beobachtungen zur Krankheitswahrnehmung Depressiver:

1. Ein Gefühl der Hilflosigkeit (Freud, 1959) löst das Symptom aus. Engel und Schmale (1967) spezifizierten diesen Vorgang in das Nacheinander von Hilflosigkeit (giving up) und Hoffnungslosigkeit (given up), beides zentrale Themen der Depression.
2. Seligman (1975) zeigte einen anhaltend pessimistischen Attributionsstil für negative Ereignisse als Vulnerabilitätsfaktor bezüglich Depression auf: *„Ich bin schuld"* (internale Attribution), *„Es liegt immer an mir"* (stabile Attribution), *„Es liegt alles an mir"* (globale Attribution).
3. Geringe Fähigkeit, den Zustand der Depression zu erkennen: Patienten erkennen manchmal nicht, dass sie depressiv sind, sondern erleben ihren Zustand als „normal" und unveränderbar und nicht als Folge einer depressiven Episode, die wieder abklingen wird.
4. Geringe Fähigkeit, Ereignisse zu erkennen, die Depressionen auslösen: Die Depression scheint von alleine zu kommen; Betroffene sehen wenig oder keine kausale Verknüpfung mit äußeren oder assoziierten inneren Ereignissen.
5. Neigung, negative Reaktionen von sich selbst und von anderen zu erwarten.

3 Zur psychotherapeutischen Depressionsbehandlung bei Krebskranken

3.1 Wirksamkeit psychoonkologischer Interventionen

Die bislang umfassendste Metaanalyse zur Wirksamkeit psychoonkologischer Interventionen wurde von Faller et al. (2013) vorgelegt. Die Autoren schlossen insgesamt 198 Studien mit über 22.000 Patienten ein. Bezogen auf Depressionen (72 Studien) waren die Prä-post-Effekte klein (d=0,33; Lebensqualität d=0,26) und in der Katamnese nach mehr als 6 Monaten kaum noch nachzuweisen (d=0,14; Lebensqualität d=0,18). Mäßige Effekte fanden sich für die Minderzahl der 12 Studien, die nur Patienten nach erhöhten Symptomwerten in die Behandlungen eingeschlossen hatten (Depression: d=0,53; Lebensqualität d=0,89). Katamnestisch war kein Effekt nachweisbar.

Eine aktuelle Metaanalyse von Duijts et al. (2012) fand zur Behandlung von Depressionen N=28 randomisierte klinische Studien, davon 23 mit kognitiver Verhaltenstherapie (KVT) und 5 mit körperlichem Training. Durchgeführt wurden zwischen 2 und 52 psychotherapeutische Sitzungen, vergleichbar viele in einem Einzel- oder Gruppensetting. Die Effektstären von KVT war d=–0,34 (+0,19 bis –0,48); von Training d=–0,03 (–0,005 bis –0,48). Damit fanden sich kleine Behandlungseffekte von KVT auf Depression, in der Größenordnung der Effektstärke von körperlichem Training auf die Depression. Bezüglich der Lebensqualität fanden sich in den 27 vorliegenden Studien keine signifikanten Effekte von KVT (d=–0,045 [–0,044 bis +0,14]); für körperliches Training hingegen kleine Effekte (d=–0,30 [–0,12 bis –0,48]).

Vergleichbare Ergebnisse fanden sich für supportiv-expressive Gruppentherapie bei fortgeschrittener Krebserkrankung (Li et al., 2012). In den letzten Jahren wurden einige weitere manualisierte psychodynamische Psychotherapien entwickelt und empirisch überprüft, die sich auf existenzielle Themen der Sinnfindung und des Erhalts von Würde angesichts der existenziellen Bedrohung durch eine fortgeschrittene oder terminale Krebserkrankung beziehen.

3.2 Manualisierte psychodynamische Behandlungen für fortgeschrittene Krebserkrankungen

3.2.1 Supportiv-expressive Gruppentherapie nach Spiegel

David Spiegel und seine Kollegen erregten 1989 mit einem Artikel in „The Lancet Oncology" großes Aufsehen, in welchem sie zeigten, dass Patientinnen mit metastasiertem Brustkrebs durch die Teilnahme an einer supportiv-expressiven Gruppentherapie nicht nur eine bessere Lebensqualität, sondern auch eine längere Lebenserwartung erzielten. Die letztere Schlussfolgerung wurde heftig aus methodischen Gründen kritisiert. Das supportiv-expressive Behandlungsmodell zielt darauf ab, ein stützendes und hilfreiches Umfeld zu schaffen, indem die Teilnehmerinnen ermutigt werden, sich mit ihren Problemen auseinanderzusetzen, ihre Beziehungen zu stärken und Sinn in ihrem Leben und in ihrer Lebenssituation zu finden. Die Gruppen werden durch zwei Therapeuten geleitet (Psychiater, Psychologen, Sozialpädagogen). Die Aufgabe der Gruppenleiter besteht darin, die Mitglieder auf die zentralen Themen ihrer Diagnose einer metastasierten Brustkrebserkrankung zu fokussieren. Die Gruppenleiter helfen den Gruppenmitgliedern sich mit ihren Verlusten auseinanderzusetzen und diese zu betrauern. Die Therapeuten waren geschult, bei der Diskussion der folgenden Themen den emotionalen Ausdruck zu fördern: (1) Bindungen (z. B. innerhalb der Gruppe) aufbauen, (2) Emotionen zeigen, (3) Furcht vor Sterben und Tod vermindern („detoxifying death") und mit dem Tod von Gruppenmitgliedern umgehen lernen, (4) Lebensprioritäten neu ordnen, (5) Unterstützung und Kommunikation mit Familienangehörigen stärken, (6) ein verändertes Selbst- und Körperbild integrieren, (7) die Kommunikation mit den Ärzten verbessern und (8) Symptomkontrolle fördern. Der Ausdruck von Emotionen soll den Gruppenmitgliedern ermöglichen, sich direkt mit ihren Gefühlen auseinanderzusetzen, ihre Gefühle in einem unterstützenden Umfeld neu zu strukturieren und sie als Quelle von Nähe statt von Isolation zu erleben. Neue Copingstrategien werden nicht durch die Gruppenleiter vermittelt; vielmehr teilen Gruppenmitglieder mit, welche sich bei ihrer eigenen Krankheitsbewältigung bewährt haben. Dadurch werden sie zugleich auch Rollenmodelle für andere Gruppenmitglieder. Jede Sitzung schließt mit einer Selbsthypnoseübung, die Patienten helfen soll, mit Stress und Schmerz umzugehen. Patientinnen werden ermutigt, diese Übung zu Hause anzuwenden. Ein wesentliches Ziel der Therapiesitzungen ist, eine kohäsive Gruppe aufzubauen, die hilft, Gefühlen der Isolation zu begegnen und soziale Unterstützung zu fördern. Dies erweitert ihr soziales Netz, gibt Rollenmodelle für Krankheitsbewältigung und steigert ihr Selbstwertgefühl durch konkrete Hilfen für andere in ähnlichen Situationen.

Aufbau sozialer Unterstützung

Förderung des emotionalen Ausdrucks

Die damals der breiten Fachöffentlichkeit vorgestellte supportiv-expressive Gruppentherapie wurde in ihrer Wirksamkeit international durch zahlreiche weitere Studien bestätigt (Li et al., 2012) und auch auf eine Gruppenkurzzeittherapie mit 12 Sitzungen (zu jeweils 1,5 Stunden) adaptiert (Reuter et al., 2010). Eine Reihe von randomisierten kontrollierten Folgestudien (zusammenfassend Li et al., 2012) fand auch einen positiven Effekt von supportiv-expressiver Gruppentherapie bei Patientinnen mit metastasiertem Brustkrebs hinsichtlich einer Besserung depressiver (Goodwin et al., 2001; Spiegel et al., 1981) und posttraumatischer Symptomatik (Classen et al., 2001). Kissane et al. (2007) zeigten, dass die supportiv-expressive Therapie das Risiko von schwerer Depression bei metastatischen Brustkrebspatientinnen verminderte. Während die genannten Studien Patientinnen mit fortgeschrittenen Krebserkrankungen Behandlungen anboten, ohne vorher ein Screening hinsichtlich einer depressiven Erkrankung durchzuführen, zeigte die Pilotstudie von Reuter et al. (2010), dass auch die 12-wöchige Kurzintervention bei Patientinnen mit primärer Brustkrebsdiagnose gute Akzeptanz fand und positive Effekte auf einige der Ergebnisdimensionen hatte. Die deutsche Adaptation des klinisch sehr anschaulichen Gruppenbehandlungsmanuals wird in Kürze in dieser Reihe erscheinen (Reuter & Spiegel, 2016).

Einzelne Folgestudien fanden gleichfalls einen Zugewinn an Überlebensdauer durch Psychotherapie, andere aber nicht, sodass die Diskussion dieser Frage kontrovers geblieben ist. So enttäuschend dies für manche Kollegen oder auch Patienten sein mag; die unklare Befundlage könnte aber dazu beitragen, Patienten wie Psychotherapeuten von dem Druck zu entlasten, durch Psychotherapie eine Lebensverlängerung oder gar Heilung anzustreben und sich stattdessen auf die Probleme und Konflikte zu fokussieren, deren Bewältigung ganz maßgeblich das Leben mit der Erkrankung erleichtern und die Lebensqualität deutlich verbessern kann. Auch die folgenden psychodynamischen Behandlungen zielen auf die Verbesserung der Krankheitsbewältigung.

3.2.2 Meaning-Centered Group Psychotherapy

Sinnzentrierte Gruppentherapie

Die Meaning-Centered Group Psychotherapy (MCGP; Breitbart et al., 2010; deutsch: „sinnzentrierte Gruppenpsychotherapie") ist eine 8-wöchige Intervention, die auf der existenzialistischen Logotherapie von Victor Frankl beruht. Sie zielt darauf, Sinnhaftigkeit, inneren Frieden und Zielorientierung im Leben zu erhalten. Jede Sitzung exploriert gezielt und in thematischer Abfolge Konzepte und Erleben von Sinnhaftigkeit und Identität in Bezug auf die eigene Lebensgeschichte, Kreativität, Beziehungen bzw. Krankheitserleben. In einer randomisierten Pilotstudie fanden die Autoren eine signifikant größere Verbesserung bezüglich des spirituellen Wohlbefindens und Sinnhaftigkeit verglichen mit einer supportiven Gruppenintervention von gleicher Dauer (Breitbart et al., 2010).

3.2.3 Dignity Therapy

„Würdetherapie"

Die sogenannte „Würdetherapie" (Chochinov et al., 2005) geht von einem empirischen Modell der Würde in der palliativen Versorgung aus. Obgleich nicht als psychodynamischer Therapieansatz benannt, finden sich vielfältige explizite Bezüge und Zitate zu den psychodynamisch-existenzialistischen Therapien von Frankl, Breitbart und anderen. Die Autoren gehen davon aus, dass der Verlust von Würde und Sinnhaftigkeit zu Leiden, Distress, dem Gefühl, anderen eine Last zu sein, vermindertem Lebenswillen und einer schlechteren Lebensqualität führt. Im Einzelgespräch werden Themen der Generativität, Kontinuität des Selbst, Rollenerhalt, Aufrechterhaltung von Stolz u. a. erarbeitet, transkribiert und dem Patienten zur Verfügung gestellt, der sie als „generativity document" seinen Angehörigen hinterlassen kann. In einer randomisierten kontrollierten Studie (Chochinov et al., 2011) wurden 326 Krebskranke in palliativer Versorgung nach zufälliger Zuweisung mit Würdetherapie, supportiver Psychotherapie oder üblicher Palliativversorgung behandelt. Hinsichtlich dem primären Outcome „Distress" fanden sich keine Unterschiede; allerdings schätzten Patienten Würdetherapie als hilfreicher ein, vor allem in Bezug auf den Erhalt ihrer Würde, der Lebensqualität und der Wertschätzung durch ihre Familie.

3.2.4 Managing Cancer and Living Meaningfully

Verschiedene Lebensbereiche stehen im Fokus

Bei Managing Cancer and Living Meaningfully (CALM; Nissim et al., 2012) handelt es sich um eine teilstrukturierte psychodynamische Kurzzeitintervention mit drei bis sechs Einzelsitzungen, die die Bereiche Umgang mit Symptomen, Veränderungen des Selbst und der Beziehungen zu Nahestehenden, spirituelles Wohlbefinden bzw. Sinnerleben, Planung der Versorgung und des Lebensendes aufgreift. In mindestens einer Sitzung ist die Einbeziehung einer primären Bezugsperson gewünscht. In einer qualitativen Pilotstudie erachteten 10 Patienten als Vorzüge der Intervention, einen sicheren Ort zu haben, an dem sie die Erfahrung einer fortgeschrittenen Krebserkrankung verarbeiten können; die Erlaubnis, über Tod und Sterben zu sprechen; Unterstützung beim Umgang mit dem Gesundheitssystem; Auflösung zwischenmenschlicher Konfliktspannung und die Gelegenheit, als ganze Person in der Gesundheitsversorgung gesehen zu werden (Lo et al., 2014; Nissim et al., 2012).

4 Behandlung mit der psychodynamischen Kurzzeittherapie der Depression bei Krebskranken

Das hier vorgestellte Manual wurde aufgrund eigener klinischer Erfahrungen in der psychoonkologischen Behandlung Krebskranker in enger Anlehnung an die supportiv-expressive Therapie (SET) nach Luborsky (1984) entwickelt. Wir haben die Behandlung in der ambulanten Praxis als individuelle Kurzzeittherapie mit 25 Sitzungen durchgeführt und erprobt und empfehlen sie in diesem Rahmen. Nach unseren Erfahrungen kann mithilfe des strukturierten transparenten Vorgehens im Rahmen einer auf das Kernproblem fokussierten Therapie den Bedürfnissen dieser Patienten besonders entsprochen werden. Der definierte Behandlungsrahmen wurde in der Akutsituation nach unserer Erfahrungen von Patienten und Therapeuten gleichermaßen als haltgebend erlebt.

4.1 Indikation

Bei der Indikationsstellung für eine Behandlung mit der psychodynamischen Kurzzeittherapie der Depression bei Krebskranken sind folgende Aspekte zu berücksichtigen.

Nationale VersorgungsLeitlinie Unipolare Depression

Grundsätzlich ist die psychodynamische Kurzzeittherapie für alle in Kapitel 1.2 beschriebenen depressiven Erkrankungen im Kontext einer Krebserkrankung geeignet. Nach der derzeit gültigen Nationalen Versorgungs-Leitlinie Unipolare Depression (DGPPN et al., 2012) soll zur Behandlung akuter leicht- bis mittelschwerer depressiver Episoden eine Psychotherapie angeboten werden:

> Bei einer leichten depressiven Episode kann, wenn anzunehmen ist, dass die Symptomatik auch ohne aktive Behandlung abklingt, im Sinne einer aktiv-abwartenden Begleitung zunächst von einer depressionsspezifischen Behandlung abgesehen werden. Hält die Symptomatik nach einer Kontrolle nach spätestens 14 Tagen noch an oder hat sie sich verschlechtert, soll mit dem Patienten über die Einleitung einer spezifischen Therapie entschieden werden.
>
> (…)
>
> Bei akuten schweren Depressionen soll eine Kombinationsbehandlung mit medikamentöser Therapie und Psychotherapie angeboten werden.

> Wenn ein alleiniges Behandlungsverfahren in Betracht gezogen wird, soll bei ambulant behandelbaren Patienten mit akuten mittelschweren- bis schweren depressiven Episoden eine alleinige Psychotherapie gleichwertig zu einer alleinigen medikamentösen Therapie angeboten werden. (DGPPN et al., 2012, S. 30f.).
>
> Bei Dysthymie, Double Depression und chronischer Depression soll der Patient darüber informiert werden, dass eine Kombinationstherapie mit Psychotherapie und Antidepressiva gegenüber einer Monotherapie wirksamer ist. (DGPPN et al., 2012, S. 31).

Zu Angststörungen als Komorbidität sei auf die entsprechende aktuelle S3-Leitlinie verwiesen (Bandelow et al., 2014).

Bei schweren Krisen, Suizidalität, Selbst- oder Fremdgefährdung, starken psychotischen Symptomen, mangelnder Alltagsbewältigung oder Notwendigkeit der Herausnahme aus einem belastenden Umfeld ist eine teilstationäre oder stationäre psychosomatische oder psychiatrisch-psychotherapeutische Behandlung indiziert.

Zur Abschätzung der Eignung für eine psychodynamische Psychotherapie auf Grundlage der supportiv-expressiven Psychotherapie nach diesem Behandlungsmanual sollte zusätzlich zur Diagnose nach ICD-10 eine Prüfung dahingehend erfolgen, ob sich die Entstehung bzw. Aufrechterhaltung der depressiven Symptomatik durch das der Behandlung zugrunde liegende Modell des zentralen Beziehungskonfliktes (vgl. Kap. 4) abbilden lässt. Daneben sollte der Therapeut eine Einschätzung des potenziellen Nutzens einer psychodynamischen Psychotherapie treffen. Dabei sollte darauf geachtet werden, ob der Patient in der Lage ist, Beziehungen zu anderen zu beschreiben und Zusammenhänge in Beziehungsmustern nachzuvollziehen. Weiterhin sollte der Patient für ein biopsychosoziales Erklärungsmodell der depressiven Erkrankung zugänglich sein. Grundlage jeder psychotherapeutischen Intervention sollte immer eine tragfähige therapeutische Beziehung sein, deren Qualität maßgeblich zum Gelingen der Behandlung beiträgt. Liegen stärkere strukturelle Störungen vor, ist abzuwägen, inwieweit die Therapie mit dem Fokus auf der aktuellen depressiven Symptomatik erfolgversprechend ist und ggf. im Rahmen dieser fokussierten Therapie die Motivation für eine längerfristige Therapie mit dem Ziel der Bearbeitung der strukturellen Defizite gefördert werden kann.

4.2 Modell der supportiv-expressiven Therapie (SET)

Die supportiv-expressive Therapie (SET) wurde von Luborsky (1995) sowohl als (zeitbegrenzte) Kurzzeitbehandlung mit einer Sitzungszahl zwischen 6 und 25 Sitzungen als auch als Langzeitbehandlung mit offenem Ende konzipiert. Das vorliegende Behandlungsmanual für die supportiv-expressive dynamische Psychotherapie bei Depression bei Krebserkrankungen basiert auf den Grundsätzen des allgemeinen Manuals der supportiv-expressiven Therapie von Lester Luborsky (1984). Dieses Manual wurde bereits in Studien zur Psychotherapie der majoren Depression und der chronischen Depression angewandt (Luborsky et al., 1995, 1996). Weiterentwicklungen liegen im deutschsprachigen Raum bisher für die generalisierte Angststörung (Leichsenring & Salzer, 2014) und für die soziale Phobie (Leichsenring et al., 2008) vor. Das vorgelegte Verfahren orientiert sich am Manual von Luborsky et al. (1995) und basiert auf langjähriger klinischer Arbeit mit Krebskranken sowie zahlreichen eigenen Studien zur psychischen Belastung und Behandlungsbedarf bei verschiedenen Gruppen Krebskranker (Beutel et al., 1996, 2004; Kauschke et al., 2004; Krauß et al., 2007).

4.2.1 Zum Verständnis von Symptomen, Konflikten und Übertragung in der SET: Das zentrale Beziehungskonflikt-Thema

In der psychodynamischen Psychotherapie gehen wir davon aus, dass psychische Symptome sowohl durch biologische als auch durch psychologische Faktoren bestimmt werden (Luborsky, 1995, 1996a, 2001; Gabbard, 2000; Miller et al., 2005). Luborsky nimmt eine allgemeine biopsychosoziale Prädisposition an, die bei der Genese des Hauptsymptoms eine Rolle spielt. Im Hinblick auf ihre psychologischen Determinanten werden psychische Symptome in der psychodynamischen Therapie als Folgen ungelöster Konflikte oder von Beeinträchtigungen von Ich-Funktionen verstanden (zum Konzept der Ich-Funktionen vgl. z.B. Bellak et al., 1973). Luborsky hat das psychodynamische Konzept des Konflikts als „zentrales Beziehungskonflikt-Thema (ZBKT)“ beschrieben (Luborsky, 1995, 1990a, 1990b; Crits-Christoph et al., 1988; Eckert et al., 1990; Crits-Christoph et al., 1999).

Zentrales Beziehungskonflikt-Thema (ZBKT)

Das ZBKT repräsentiert ein Übertragungspotenzial, ein Schema, welches zentrale Wünsche, antizipierte Reaktionen der anderen und des Selbst verknüpft, trotz seiner selbstschädigenden Natur wiederholt wird und damit ein Thema und Variationen dieses Themas immer wieder reproduziert (Luborsky, 1995). Freud (1912) verstand die Übertragung als ein quasi eingebranntes Beziehungsmuster („Klischee“). Dass die psychodynamischen Therapien die Betonung auf den Beziehungsaspekt bzw. das Übertragungsgeschehen legen, stellt in technischer Hinsicht einen entscheidenden Unterschied zu kognitiv-behavioralen Therapieformen dar (Cutler et al., 2004).

Drei Komponenten einer Beziehungsepisode: Wunsch, Reaktion des Objekts, Reaktion des Subjekts

Ein ZBKT wird durch die Analyse der Erzählung eines Patienten über seine Beziehungserfahrungen identifiziert. Eine vom Patienten geschilderte Beziehungsepisode lässt sich nach drei Komponenten aufschlüsseln: dem Wunsch (W: „Ich wünsche, dass Person X sich so und so verhält“), der Reaktion des Objekts (RO: „Aber Person X wird …“) und der Reaktion des

Patienten, also des Subjektes (RS: „Deshalb werde ich …"). Aus dem jeweils häufigsten Wunsch, der Reaktion des Objektes und des Subjektes in verschiedenen Beziehungsepisoden lässt sich das zentrale Beziehungskonflikt-Thema extrahieren (Albani et al., 2001). In diesem Schema repräsentiert die Reaktion des Subjektes (RS) die Symptome des Patienten. Für eine depressive Krebskranke kann das ZBKT z. B. in folgender Weise beschrieben werden:

- „Ich möchte von anderen mit meiner Krankheit respektiert, verstanden und unterstützt werden" (Wunsch, W).
- „Aber die anderen ziehen sich zurück, wissen nicht, was sie sagen sollen, wenden sich ab, wollen mit dem Tod nichts zu tun haben" (Reaktion der anderen, RO).
- „Ich sage lieber nichts, aus Angst, in der Krankheit alleine zu bleiben, einsam, verzweifelt und ohnmächtig zu werden" (Reaktion des Selbst, RS).

Bereits das kurze Beispiel veranschaulicht die maladaptive Natur des ZBKT: Zieht sich die Patientin schweigend zurück, wird ihr Wunsch nach aktivem Verständnis und Unterstützung nicht erfüllt werden, und es stellen sich die schmerzlich antizipierte Ratlosigkeit und Abwendung der Bezugspersonen ein, die letztlich die negativen Erwartungen bestätigt im Sinne eine selbstbestätigenden Teufelskreises, der wiederum die Reaktion der Patientin rechtfertigen würde.

Wir nehmen allerdings nicht an, dass es nur ein spezifisches ZBKT gibt, das allen depressiven Tumorpatienten gemeinsam ist. Grundsätzlich – entsprechend der Erfahrungen in der Wirksamkeitsstudie – ist zu erwarten, dass sich in den Beziehungskonflikten die Problembereiche Selbst- und Fremdwert, soziale Unterstützung (Hilfe annehmen vs. anderen helfen), Angst und Sorgen, Anerkennung neuer Rolle sowie auch körperliche Veränderungen wiederfinden lassen.

Tabelle 1: Exemplarische zentrale Beziehungskonflikt-Themen depressiver Brustkrebspatientinnen

Wunsch	Reaktion der Objekte	Reaktion des Selbst
Ich wünsche mir Zuwendung und die Wahrnehmung in meinen Stärken und Schwächen.	Die anderen nehmen mich nicht wahr, sie ignorieren mich.	Ich fühle mich zurückgewiesen, bin enttäuscht, ziehe mich zurück, ärgerlich, wütend, aggressiv.
Ich wünsche mir, dass die anderen entsprechend meinen Wünschen handeln, einfach mal zupacken, sich engagieren.	Andere beschwichtigen mich, beharren auf ihrem eigenen Standpunkt.	Ich lenke enttäuscht ein.

Tabelle 1: Fortsetzung

Wunsch	Reaktion der Objekte	Reaktion des Selbst
Ich möchte anerkannt und respektiert werden, wenn ich anderen Menschen helfe. Die sollen mir auch mal danken.	Die anderen bestärken mich nicht, respektieren mich nicht, erkennen mich nicht an.	Ich versuche es trotzdem immer wieder, bin aber oft wütend, gereizt und frustriert.
Ich möchte im Wunsch nach Hilfe und Unterstützung wahrgenommen werden, respektiert und wertgeschätzt werden.	Ich werde zurückgewiesen.	Ich bin wütend, ziehe mich zurück und bin über mich selbst ärgerlich.

Beziehungs-episoden-Interview

Zur Erhebung des ZBKT empfiehlt sich das sogenannte *Beziehungsepisoden-Interview* (BE-Interview). Es ist von Luborsky und Mitarbeitern entwickelt worden (Luborsky, 1990c; dt. Fassung von Dahlbender et al., 1993). Als ZBKT wird das Thema gewählt, das sich zentral durch die meisten Beziehungsepisoden zieht. Das BE-Interview wird innerhalb der probatorischen Sitzungen durchgeführt. Das BE-Interview vereinfacht die Bestimmung des ZBKT erheblich. Es ist sinnvoll, das BE-Interview in der vorausgehenden Sitzung anzukündigen.

Beispiel für die Ankündigung des Beziehungsepisoden-Interviews:
„In der nächsten Sitzung werden wir zusammen ein Gespräch führen, in dem ich etwas über Ihre Erlebnisse in zwischenmenschlichen Beziehungen erfahren möchte. Für die Therapie hat sich das als sehr nützlich erwiesen.“

Instruktion für das Beziehungsepisoden-Interview:
„Es geht um Ihre Beziehungen zu anderen Menschen. Bitte erzählen Sie mir Begebenheiten aus Ihrem Leben, in welchen Sie mit einer anderen Person zu tun hatten. Jede Ihrer Erzählungen sollte einen speziellen Vorfall, eine konkrete Situation oder Szene behandeln, die auf irgendeine Art und Weise für Sie im Positiven oder im Negativen von besonderer Bedeutung gewesen ist. Es sollten Ereignisse mit verschiedenen Personen sein, sowohl aus der Gegenwart als auch aus der Vergangenheit. Bei jeder Begebenheit sagen Sie mir bitte: (1) wann und (2) mit wem sie sich ereignete, (3) was Sie sich in der Situation gewünscht haben, (4) was die andere Person sagte oder tat, (5) was Sie selbst sagten oder taten und (6) wie die Geschichte schließlich ausging. Erzählen Sie mir bitte 5 (ggf. mehr) solche(r) Begebenheiten.“

4.2.2 Fokus der Behandlung

Die Aufgabe des Therapeuten in der SET besteht darin, das ZBKT zu identifizieren, auf dem die gegenwärtigen Symptome des Patienten beruhen. Zu diesem Zweck untersucht er die Beziehungsepisoden, die in den Erzählungen des Patienten über Interaktionen mit anderen Menschen im Laufe der Therapie vorkommen (Luborsky, 1990a, 1990b, 1995).

ZBKT als Fokus der Behandlung

Beispielhaft wird der Fall einer 46-jährigen Patientin beschrieben.

Fallbeispiel

Die Patientin kam wegen einer ängstlich-depressiven Verstimmung in ambulante Kurzzeitpsychotherapie. Knapp drei Jahre zuvor war ein Karzinoid festgestellt, kurz darauf ein Teil des terminalen Ileums reseziert worden. Die Patientin berichtet, dass sie nach der Operation vor allem unter völliger Hilflosigkeit gelitten habe und sich „jämmerlich" vorgekommen sei. Zum Zeitpunkt des Erstgesprächs litt sie zunehmend unter Zukunftsangst und nächtlichen Panikattacken. Sie erzählt, dass ihre Lustigkeit verloren gegangen sei, sie sei pessimistisch geworden, motorisch unruhig und reizbarer, fühle sich „klapprig und klein", könne aber kaum Unterstützung annehmen. Als Anlass der aktuellen psychischen Verschlechterung erschien vor allem, dass zunehmende „Flushs" (plötzliches Hitzegefühl mit Erröten) und Durchfälle unabweisbar auf das Voranschreiten ihrer Erkrankung hindeuteten.

Zur Lebensgeschichte gibt sie an, dass sie zwei ältere Schwestern habe und einen älteren Bruder. Vor ihr habe die Mutter eine Totgeburt gehabt, worauf ihr empfohlen worden sei, ein weiteres Kind, die Patientin, zu bekommen. Es seien nach ihr noch zwei Brüder gekommen und zwei Adoptivkinder. In der großen Familie mit acht Kindern sei vieles übersehen worden, beispielsweise sei auch ihr Geburtstag hin und wieder vergessen worden. Damals habe sie sich entschlossen, sich lieber auf die Zunge zu beißen als auf ihre Wünsche oder Nöte aufmerksam zu machen. Die Mutter sei sehr rigide und religiös gewesen und nie emotional näher auf sie eingegangen. Mit 15 Jahren habe ein älterer Junge versucht, sie zu vergewaltigen. Statt sich ihren Eltern anzuvertrauen, habe sie in großer Angst gelebt, als ihre Periode eine Zeitlang ausgeblieben sei. Aktuell mache sie sich Sorgen, ihre selbstständige berufliche Tätigkeit nicht weiterführen zu können. Ihren neuen Lebensgefährten wolle sie aber mit ihrer Krankheit nicht belasten.

Bei Betrachtung der berichteten Beziehungsepisoden ergibt sich für diese Patientin das – vor dem Hintergrund der Lebensgeschichte leicht nachvollziehbare – folgende ZBKT:

Wunsch (W): „Ich wäre so schrecklich gern ein ‚tough cookie', der niemanden zu Hilfe braucht."

Hinter dem bewussten Wunsch verbirgt sich wahrscheinlich der im Laufe der Therapie mehr und mehr zu fokussierende unbewusste Wunsch: „Ich wünsche mir einen unverbrüchlichen Beistand, wenn ich verzweifelt und ängstlich bin."

Reaktion der anderen (RO): „Die anderen werden mich als jämmerlich und armselig ansehen, wenn ich mich als hilfsbedürftig erweise."

Reaktion des Selbst (RS): „Ich werde die Zähne zusammenbeißen und niemanden merken lassen, wie viel Angst ich habe."

Hier wird, auch ohne das Betrachten der anderen geschilderten Beziehungsepisoden, deutlich, in welcher Weise die Reaktion des Selbst (RS) das Kernsymptom der Depression ausdrückt. Die Patientin zieht sich emotional zurück, zeigt nicht mehr ihre Gefühle, empfindet sich als freudlos und wird zunehmend den Antrieb verlieren, mit anderen und mit sich selber in Kontakt zu kommen. Die ausbleibende Unterstützung der anderen wird wiederum im Sinne der selbsterfüllenden Prophezeiung als Bestätigung der negativen Erwartungen gewertet.

Wenn das ZBKT derart identifiziert ist, dient es als Fokus, auf den der Therapeut seine und des Patienten Aufmerksamkeit richtet.

Zur weiteren Veranschaulichung soll ein anderes Fallbeispiel beitragen.

Fallbeispiel

Eine 38-jährige Patientin erhält für sie völlig überraschend im Rahmen einer Routineuntersuchung die Diagnose eines metastasierenden Nierenzell-Karzinoms. Innerhalb von knapp 14 Tagen muss sie drei schwere Operationen überstehen (u. a. die Entfernung einer Niere). Die Patientin ist Mutter zweier halbwüchsiger Söhne (17 und 13 Jahre), vor acht Jahren hat sie ihren Ehemann verloren, er starb trotz Transplantation an Leukämie – im selben Krankenhaus, in dem die Patientin jetzt liegt. Seit vier Jahren lebt sie mit ihrem neuen Partner zusammen.

Im Erstgespräch beschreibt die Patientin, wie intensiv sie sich damals um ihren kranken Ehemann gekümmert habe und nach dessen Tod sehr um die beiden Kinder besorgt gewesen sei. Kraft habe sie in jener Zeit aus ihrem Glauben schöpfen können und „irgendwie habe ich immer die Zuversicht gehabt, dass ich alles schaffe". Nach den drei Operationen, die zu starken körperlichen Einschränkungen führten, fühlt sie sich nun tief „beschädigt" und schwach, Erinnerungen an die Erkrankung ihres Mannes (und die damit verbundenen eigenen seelischen Belastungen) tauchen auf. Die Patientin fürchtet nicht nur, die bevorstehenden Therapien nicht durchzuhalten, sondern auch, von ihrem Partner zu viel zu verlangen und ihn mit ihren eigenen Ängsten zu sehr zu belasten.

Es wird folgendes ZBKT abgeleitet:

W: „Ich möchte körperlich und seelisch wieder stark sein und meine Familie nicht zu sehr mit meinen Ängsten und meiner Hoffnungslosigkeit belasten."

Ähnlich wie im vorherigen Beispiel lässt sich auch hier der unbewusste Wunsch nach Unterstützung und Fürsorge vermuten – der gemeinsam mit der Patientin in der Therapie erarbeitet werden müsste.

RO: „Die anderen bekommen nicht aushaltbare Angst, wenn ich meine Gefühle äußere."

RS: „Ich bitte meinen Partner, mich nicht so oft zu besuchen, damit er davon nichts mitbekommt."

Auch hier werden durch die Identifizierung des ZBKT Hintergründe für einen depressiven Rückzug (RS) deutlich, welche den Patienten häufig nicht bewusst sind und ihnen helfen, eigene Reaktionen besser zu verstehen. Sie können erkennen, dass eigene Negativerwartung und Rückzug die befürchteten Reaktionen der anderen herbeiführen können.

4.2.3 Ziele der Behandlung

Das Herausarbeiten von konkreten Behandlungszielen ist eine wichtige Komponente der SET: Zielvorstellungen führen Patienten in die Behandlung, veranlassen sie durchzuhalten, geben Orientierung und lassen Fortschritte oder deren Ausbleiben erkennen (Luborsky, 1995). Das Setzen von konkreten Zielen moduliert oder bremst auch die Regression, was bedeutsam werden kann bei Patienten, die in einem körperlich und psychisch sehr labilen Zustand sind (Luborsky, 1995).

Die allgemeinen Ziele supportiv-expressiver, dynamischer Psychotherapie mit depressiven Patienten (Luborsky, 1984) bestimmen den Rahmen der Behandlung:

Aufbau einer vertrauensvollen Arbeitsbeziehung

- Aufbau einer vertrauensvollen Arbeitsbeziehung, die supportive Komponente der supportiv-expressiven Behandlung: Es ist sehr wichtig, den konkreten Zielen der Patienten Aufmerksamkeit zu widmen, damit eine Arbeitsbeziehung entsteht, die zu einer hilfreichen therapeutischen Allianz führt. Diese dient als Basis der therapeutischen Arbeit und wirkt Demoralisierung, Hilflosigkeit und Hoffnungslosigkeit auch bei ungünstigen und chronischen Krankheitsverläufen entgegen.

Verständnisvolle Atmosphäre schaffen

- Rapport und Vertrauen nutzen, um eine Atmosphäre zu schaffen, in der Patienten ausdrücken können, was sie denken und fühlen, und lernen können, dies zu verstehen. Dies ist die expressive Komponente psychodynamischer Kurzzeitbehandlung. Verstehen kann durch Deutungen gefördert werden, die typischerweise auf die zentralen Beziehungsmuster und die darin enthaltenen Konflikte fokussieren.

Ziele sollen einen eingegrenzten Fokus haben

Bei einer Kurzzeitbehandlung ist es erforderlich, dass Ziele einen eingegrenzten Fokus haben (Luborsky, 1995; Crits-Christoph et al., 1995); weitergehende Veränderungen der Persönlichkeit sind nicht ihr Ziel. Die Ziele sollten realistisch und begrenzt sein – dies hilft dem körperlich Schwerkranken, verloren gegangene Gefühle der Kontrolle zurückzugewinnen. Ziele sollten in der Sprache des Patienten formuliert werden. Wenn ein Patient explizit die Überwindung der Depression anstrebt, erscheint es förderlich, die Symptome aktiv auf das ZBKT zu beziehen. Nach Crits-Christoph et al. (1995) kann dies beispielsweise durch Interventionen der folgenden Art geschehen:

> „Gut, jetzt haben Sie mir ein Bild Ihrer Symptome gegeben. Es wäre nun hilfreich für mich und die Behandlung, mehr über Sie zu erfahren, über Ihre Familie, Ihre Beziehungen und Ihre Arbeit."

Im nächsten Schritt verbindet der Therapeut das Symptomerleben mit dem Selbstkonzept und dem Erleben interpersoneller Beziehungen (z. B. Verstärkung der Depression, wenn wichtige Personen weniger Zeit haben als sonst; Crits-Christoph et al., 1995). Ziele können sich während der Behandlung verändern, wenn sich der Patient beispielsweise sicherer fühlt, Widerstände verstanden und durchgearbeitet sind oder auch, wenn der Krankheitsverlauf sich ändert.

4.2.4 Darstellung spezifischer Interventionen der SET

Psychodynamische Psychotherapien arbeiten auf einem supportiv-expressiven (oder supportiv-interpretativen) Kontinuum (Gabbard, 2000; Gill, 1951; Luborsky, 1995; Wallerstein, 1989). Für die SET sind supportive und expressive (oder deutende) Interventionen durch Behandlungsmanuale sowie durch Ratingskalen für „adherence" und Kompetenz spezifiziert und operationalisiert worden (Luborsky, 1995; Luborsky et al., 1982; Barber & Crits-Christoph, 1996). Für die SET wurde die Beziehung zwischen supportiven und expressiven Interventionen folgendermaßen beschrieben (Luborsky, 1995): Je schwerer die Störung des Patienten, je akuter die Probleme und je fragiler der psychophysische Gesamtzustand, desto mehr supportive und desto weniger expressive Interventionen sind erforderlich und umgekehrt. Durch diese Variationsmöglichkeit kann ein breites Spektrum von psychischen Störungen mit SET behandelt werden, die von leichteren Anpassungsstörungen oder Belastungsstörungen zu schweren Persönlichkeitsstörungen oder schweren körperlichen Erkrankungen reichen (Luborsky, 1995).

4.2.4.1 Supportive Interventionen

Die Etablierung einer hilfreichen Beziehung wird von Luborsky als ein zentraler Aspekt supportiver Intervention gesehen, wobei sich zwei Typen unterscheiden lassen.

Supportive Interventionen vom Typ I

Typ I bezieht sich auf die Erfahrung, dass der Therapeut hilfreich sein kann und der Patient Unterstützung erhält („Ich habe das Gefühl, mich auf den Therapeuten verlassen zu können"). Luborsky (1995, S. 78–85) hat verschiedene Prinzipien für supportive Interventionen (Typ I) formuliert, z. B.:

- „Vermittle ein Gefühl von Verständnis und Akzeptanz" oder
- „Vermittle durch Worte und Handlungen Unterstützung für den Wunsch des Patienten, seine Ziele zu erreichen."

Wesentlich für körperlich schwerkranke Patienten mit ihren Anforderungen an Bewältigungs- und Abwehrmechanismen erscheint auch die Empfehlung:

- „Hilf dem Patienten, notwendige Abwehrformen und Handlungen beizubehalten, die seine Lebenstüchtigkeit fördern" bzw.
- „Vermittle dem Patienten die realistisch zuversichtliche Einstellung, dass die Behandlungsziele wahrscheinlich zu erreichen sind (oder zumindest die Bereitschaft, zu ihrem Erreichen beizutragen)" bzw.
- „Erkenne bei geeigneter Gelegenheit an, dass der Patient seinen Behandlungszielen schon näher gekommen ist."

Beispiel für eine supportive Intervention nach Typ I:
„In der ersten Sitzung haben Sie sich das Ziel gesetzt, anderen Ihre Bedürfnisse und Ängste zu offenbaren. Mir gegenüber haben Sie das geschafft. Wichtig ist aber, dass es Ihnen auch Ihrem (Partner, Arzt, Kindern …) gegenüber gelingt."

Supportive Interventionen vom Typ II

Typ II bezieht sich auf die Erfahrung des Patienten, mit dem Therapeuten konstruktiv zusammenarbeiten zu können („Ich habe das Gefühl, dass ich mit dem Therapeuten an einem Strang ziehe"; Luborsky, 1995). Supportive Interventionen vom Typ II umfassen die Etablierung eines *„Wir-Bündnisses"* (z. B. „Wie wir in den letzten Sitzungen herausgefunden haben …") oder die Anerkennung der wachsenden Fähigkeit des Patienten, an seinen Problemen in derselben Weise zu arbeiten, wie es der Therapeut tut.

Außerdem hat das Bemühen um Verständnis und um dessen Vermittlung (expressiver Aspekt) selbst schon einen erheblichen supportiven Effekt (Luborsky, 1995, S. 85). Die Patienten fühlen sich ihren Symptomen und Problemen nicht mehr so stark ausgeliefert, sondern wieder mehr als „Herr im eigenen Haus“.

Beispiel für eine supportive Intervention nach Typ II:
„Diesmal haben Sie selbst herausgefunden, warum es Ihnen so schwer fällt, anderen Ihre Gefühle von Hoffnungslosigkeit zu zeigen. Sie haben es auf dieselbe Weise herausgefunden, wie wir es hier sonst gemeinsam tun.“

4.2.4.2 Expressive Interventionen

Die Beachtung des zentralen Beziehungskonflikt-Themas in der Übertragung ist eine zentrale Technik der dynamischen supportiv-expressiven Psychotherapie, und erlaubt es, einen Interpretationsfokus zu formulieren (Luborsky et al., 1995). Der Therapeut erfasst die sich wiederholenden Komponenten in den Berichten der Patienten während des Verlaufs einer Behandlungsstunde. Die Formulierung des ZBKT bezieht sich dann auf die typischen Kombinationen von Wünschen, Reaktionen von anderen und Reaktionen des Subjektes. Das ZBKT sollte einen Hauptinhalt für den Fokus der Interpretation bilden, weil es zuverlässig die Hauptbeziehungskonflikte erfasst, die in der Übertragung evident sind.

Je kürzer die Zeitbegrenzung der Behandlung, desto notwendiger ist es, einen konsistenten therapeutischen Fokus aufrechtzuerhalten. In der psychodynamischen Kurzzeitpsychotherapie mit 20(+5)-Stunden-Behandlung sollte der Therapeut sich, wo immer es angemessen ist, am Fokus orientieren. Auseinandersetzung mit der seelischen Erkrankung und persönliche Entwicklung werden angeregt, weil den Patienten der Zusammenhang zwischen den aktuellen Erfahrungen, den vorherrschenden Beziehungsmustern und den zugrunde liegenden Konflikten deutlich werden. Das sollte sie dann dazu befähigen, Lösungswege zu finden.

Patienten kommen in die Lage, den jeweiligen Zustand zu erkennen und ihn besser zu kontrollieren, wenn sie beispielsweise zu sich sagen können: „Ich bin nicht gezwungen, depressiv zu bleiben; ich kann mit dem, was mich in die Depression treibt, auch in anderer Weise umgehen.“

Das ZBKT mag sich aus komplexen Prozessen zusammensetzen, sodass es nicht als hilfreich erscheint, dieses bei einer Deutung routinemäßig komplett wiederzugeben. Daraus folgt, dass der Therapeut Anhaltspunkte benötigt, um eine Auswahl zu treffen, die sich im jeweiligen Zusammenhang für eine Deutung eignet:

Auswahl von Aspekten für die Deutung des ZBKT

- Wählen Sie den Aspekt, mit dem der Patient im Moment am besten umgehen kann und womit er bereits in der Vergangenheit umgehen konnte. Wenige Probedeutungen können helfen zu bestimmen, welche Aspekte des ZBKT der Patient am besten handhaben kann.
- Wählen Sie Deutungen, die sowohl den eigenen Wunsch des Patienten als auch die Reaktion des anderen beinhalten. Dieses Prinzip hat sich als nützlich erwiesen, und es wurden Korrelationen gefunden zwischen dem Gebrauch solcher kongruenter Interpretationen mit dem Behandlungsergebnis (Crits-Christoph et al., 1990).
- Wählen Sie den Aspekt, der am besten zu dem Symptom passt, das am engsten mit dem gegenwärtigen Leiden des Patienten verbunden ist.
- Fokussieren Sie den Aspekt des ZBKT, der am intensivsten und häufigsten ist.
- Konzentrieren Sie sich bei Deutungen auf die negativen Komponenten. Diese müssen am konsequentesten gedeutet werden, denn sie tendieren dazu, die Behandlung am meisten zu behindern (Freud 1912/1959).
- Durch die Formulierung der Deutungen sollte die Allianz gestützt werden, ohne Widerstände zu provozieren, etwa: „Lassen Sie uns zusammen den Teil Ihres Beziehungsmusters anschauen, der Ihre Depression auslösen könnte".
- Wenn die Behandlung wegen eines konkreten Symptoms, also z. B. einer Depression, aufgesucht wird, vermittelt die Klärung der auslösenden Situation wichtige Aufschlüsse über die Psychodynamik, die hinter der Manifestation des Symptoms steht. Wenn das Symptom direkt in der Sitzung auftritt, hilft die Symptom-Kontext-Methode (Luborsky, 1996b), das Thema und seine Vorläufer zu identifizieren (Luborsky, 1984, vgl. Kap. 7).

Wiederholtes Durcharbeiten des ZBKT

Expressive (interpretative) Interventionen verbessern das kognitive und emotionale Verständnis des Patienten in Bezug auf seine Symptome und auf das zugrunde liegende ZBKT (Luborsky, 1995). Die Aufgabe des Therapeuten besteht darin, das ZBKT in gegenwärtigen und vergangenen Beziehungen zu untersuchen, einschließlich der Hier-und-Jetzt-Beziehung mit dem Therapeuten. Wiederholtes Durcharbeiten des ZBKT in verschiedenen Kontexten verbessert das Verständnis des Patienten und hilft ihm, adaptivere Verhaltensweisen zu entwickeln. Für expressive Interventionen hat Luborsky (1995, S. 90–129) ebenfalls eine Reihe von Prinzipien formuliert. Eines lautet z. B. (S. 110): „Die Intervention sollte klar auf eine oder mehrere Komponenten des zentralen Beziehungsproblems gerichtet sein und gelegentlich einen Bezug zur Symptomatik herstellen."

Beispiel für eine expressive Intervention:
„Wenn Sie schildern, wie besorgt Sie sind, Ihre Familie mit Ihren Sorgen und Ängsten zu belasten, kann ich verstehen, dass Sie lieber die Zähne zusammen beißen und alles alleine durchstehen wollen."

4.3 Ablauf der psychodynamischen Kurzzeittherapie auf Grundlage der supportiv-expressiven Therapie

Tabelle 2 gibt eine Übersicht über den Ablauf der psychodynamischen Kurzzeittherapie.

Tabelle 2: Ablauf der psychodynamischen Kurzzeittherapie der Depression bei Krebskranken

Ablauf der psychodynamischen Kurzzeittherapie

Sitzung	Inhalt
P1 bis P5	*Probatorische Sitzungen:* – Erstgespräch, biografische und Krankheitsanamnese und Psychodynamik, (Differenzial-)Diagnostik, Bestimmung des Behandlungsfokus – Beziehungsepisoden-Interview – „Paktgespräch" mit Informationen über (a) die Behandlung und Störung, (b) Festlegung der Sitzungstermine und Erläuterung der Booster-Sitzungen, (c) erste Zielvereinbarung, (d) Vereinbarung, zur Halbzeit (10. Sitzung) gemeinsam Bilanz zu ziehen, (e) Ende der Therapie, wenn vorzeitig alle Ziele erreicht sind, (f) spezielle Patienteninformation
1 bis 6	*Anfangsphase:* – Primäre Aufgabe: Etablieren einer guten therapeutischen Allianz – Patient bestimmt das Thema der Stunde – Therapeut exploriert die Stressoren, Wahrnehmungen und Gefühle, die depressive Symptome unterstützen – Patient wird ermutigt, über seine Beziehungen mit anderen Menschen zu sprechen – Versuch, das ZBKT zu identifizieren und die depressiven Symptome darauf zu beziehen
7 bis 12	*Mittlere Phase:* – Präzisierung des ZBKT – Beleuchten verschiedener interpersoneller Beziehungen (auch die zum Therapeuten) im Zusammenhang mit dem ZBKT – Mögliche reaktivierte Traumatisierungen nur im Zusammenhang mit dem ZBKT bearbeiten – 10. Sitzung: gemeinsam Bilanz ziehen; sollten alle Therapieziele erreicht sein, ist ein frühzeitiges Beenden der Therapie möglich
13 bis 18	*Abschlussphase:* – Erinnerung durch den Therapeuten an das Ende der Behandlung – Auch das Erreichen von Zielen soll markiert werden – Themen für den Patienten sind die entstandene Bindung und die bevorstehende Trennung – Therapeut muss helfen, die Bedeutungen der Beendigung zu verstehen – mögliche Rückkehr von Symptomen, durch die Aktivierung des ZBKT – Beendigung nicht später als in der 15. Sitzung ansprechen
19 bis 20	*Booster-Sitzungen (14-tägig):* – Fördern des Gefühls, mit dem Therapeuten und der Therapie in Kontakt zu bleiben – Internalisierung des Therapeuten – Rückfallanalyse

4.3.1 Probatorische Sitzungen

Vor Beginn der Behandlung führt der Therapeut bis zu fünf probatorische Sitzungen durch. Diese umfassen eines oder mehrere Erstgespräche mit einer ausführlichen (tumorspezifischen) Krankheitsanamnese und der biografischen Anamnese, Differenzialdiagnose, das Beziehungsepisoden-Interview mit der Erarbeitung des zugrunde liegenden zentralen Beziehungskonflikts (Behandlungsfokus) und das Paktgespräch.

Erstgespräch

Eines oder mehrere Erstgespräche dienen neben der Diagnostik und der Erhebung der Krankheitsanamnese dazu, eine Indikation zu stellen und ein Arbeitsbündnis im Hinblick auf die geplante Therapie herzustellen. Zu Beginn der Behandlung kann es sein, dass sich der Patient in tumorspezifischer Behandlung befindet (z. B. Chemotherapie oder Bestrahlungstherapie). Diese Patienten benötigen häufig zunächst supportive Interventionen (haltgebend in Form von Containing), um die aktuellen Belastungen besser verarbeiten zu können. **Erstgespräch**

Zur Exploration der Depression gehören vor allem:

a) Detailliertes Erfragen der Symptome, die die ICD-10-Diagnose der Depression rechtfertigen (z. B. orientiert am SKID-I; Wittchen et al., 1997, S. 61–64), Bestimmung der Schwere der Depression.
b) Exploration von Situationen, die den aktuellen Depressionssymptomen vorausgehen: Umstände, Gefühle, Stressoren (z. B. Krankheits- und Behandlungsverlauf, Verluste, Reaktionen des sozialen Umfelds auf die Erkrankung, Veränderungen in Beziehungen zu wichtigen Bezugspersonen, im häuslichen Umfeld, am Arbeitsplatz, zu den medizinischen Behandlern).
c) Gezielte Erhebung von Suizidgefährdung (vgl. DGPPN et al., 2012).
d) Erfragen von früheren depressiven Episoden mit Symptomen, Gedanken, Gefühlen und Umständen des Beginns. Die Exploration dieser Episoden gibt wichtige Informationen zu den Beziehungskonstellationen, in denen der Patient starke negative Emotionen nicht meisterte.
e) Psychotherapeutische bzw. psychiatrische Vorbehandlungserfahrungen („Was war inwiefern hilfreich?").
f) Exploration eigener Vorerfahrungen mit Tumorerkrankungen oder anderen schweren Erkrankungen bzw. Umgang mit Tumorerkrankungen in der Familie.
g) Der Informationsstand bzw. Informationslücken bezüglich Erkrankung und Behandlung, Umgang mit Vorbeugung bzw. Früherkennung und Gesundheitsverhalten (körperliche Aktivität, Ernährung, Suchtverhalten) geben wichtige Hinweise auf Coping- und Abwehrprozesse.
h) Die Anamnese der Tumorerkrankung umfasst eine möglichst eingehende Erhebung der Erkrankung, damit verbundener körperlicher Symptome,

durchgeführter und geplanter medizinischer Behandlungen (einschließlich Psychopharmaka), tumor- und behandlungsbedingte Einschränkungen (auch Beeinträchtigungen im Körperbild, Rollenbild und sexuelle Einschränkungen), deren Erleben und Bewertung, konkrete Ängste oder Sorgen. Auch die Erhebung einer subjektiven Krankheitstheorie kann wichtige Auskünfte über aktuelle Auslöser der Depression geben. Zur Einschätzung, ob krebserkrankungsspezifische oder andere somatische Faktoren, tumorspezifische oder andere Medikation zur depressiven Symptomatik beitragen oder ob eine bessere Symptomkontrolle förderlich ist, sollte Rücksprache mit dem behandelnden Onkologen oder Hausarzt gehalten werden.

Zur Erhebung der persönlichen Entwicklung gehören u. a.:

a) Wahrnehmung von Eltern und Familienleben, mit dem Fokus darauf, wie die Familie Ärger, Angst und andere emotionale Themen handhabte; Erleben früherer Verluste und Trennungen,
b) Angstsymptome in der Kindheit: Schulphobie, Schüchternheit, Kindheitsängste und -sorgen,
c) Adoleszenz: Abhängigkeits-/Unabhängigkeitskonflikte, Beziehungen, Kämpfe bezüglich Kontrolle, Autonomie, Angstbewältigung, die Art, wie Ärger, Trennung und Entwicklung der Sexualität gemeistert wurden,
d) Erhebung der Beziehungen als Erwachsener: Art und Qualität der Beziehungen, die die Patienten mit bedeutsamen Bezugspersonen führen, einschließlich der Natur von Konflikten, dem Ausmaß der Verantwortung, mit dem sich der Patient wohl fühlt. Behauptung versus Passivität in den wesentlichen Beziehungen.

Beziehungsepisoden-Interview

Beziehungsepisoden-Interview

Das Beziehungsepisoden-Interview dient zur Bestimmung des Behandlungsfokus, des ZBKT. Das ZBKT sollte mit dem Patienten kommuniziert werden und ggf. anhand von Rückmeldungen der Patientin oder Beobachtungen im Behandlungsverlauf verfeinert werden.

Indikationsstellung

Das Beziehungsepisoden-Interview trägt im Rahmen der Erstgespräche zur Indikationsstellung bei, da dies die Grundlage der Fokusformulierung bietet.

Fallbeispiel: Beziehungsepisoden-Interview in der 5. Therapiestunde und anschließende Bestimmung des ZBKT

Die Patientin ist zum Zeitpunkt der Therapie 41 Jahre alt, verheiratet und hat zwei Kinder (7 und 12 Jahre). Sie arbeitet als Grundschullehrerin. Vor drei Jahren habe sie selbst einen Knoten in der Brust ertastet und bekam die Diagnose Brustkrebs. Sie wurde brusterhaltend operiert, erhielt Chemotherapie und anschließend Bestrahlung. Die depressive

Symptomatik bei der Patientin habe nach dem Wiedereintritt ins Berufsleben begonnen. Sie äußert sich über Unruhegefühle, Ein- und Durchschlafstörungen, Gereiztheit und gedrückte Stimmung. Sie erlebe einen starken Verlust an Antrieb und Vergnügen hinsichtlich eigener Aktivitäten und gesteigerte Reizbarkeit besonders innerhalb ihrer Familie.

Die Patientin erhält die Instruktion für das Beziehungsepisoden-Interview und beginnt, die erste Episode zu berichten. Die Patientin redet viel – schweift allerdings häufig ab. Immer wieder muss sie motiviert werden, sich möglichst genau zu erinnern, was sie sich in der jeweiligen Situation gewünscht und wie sie sich in der Situation letztendlich verhalten habe. Die Therapeutin versucht, die Situationen direkt nach der Schilderung zusammenzufassen, ohne sie weiter zu kommentieren, und motiviert die Patientin in der Art: „Danke, sehr gut, fallen Ihnen noch mehr Episoden ein? Möglichst mit verschiedenen Menschen." weiter zu berichten. In der Stunde schildert sie acht Episoden. Zeigt sich die Patientin enttäuscht, dass keine weiteren Kommentare zu den geschilderten Episoden seitens der Therapeutin kommen, weist die Therapeutin darauf hin, dass es hier zunächst um das Sammeln des Materials für die kommende Sitzung geht und dass sie gemeinsam mit der Therapeutin in den folgenden Stunden noch über die Episoden sprechen könne.

Geschilderte Beziehungsepisoden:

1. Der Patientin fällt ganz spontan eine Episode vor zwei Jahren ein: „Ich habe nach der Krebserkrankung wieder angefangen zu arbeiten und sollte mit einer Kollegin Hofaufsicht übernehmen, aber die Kollegin kam nicht, deswegen habe ich allein die Aufsicht durchgeführt. Danach gab es im Lehrerzimmer eine Auseinandersetzung mit meiner Chefin – diese beschimpfte mich, da ich nicht allein Aufsicht machen dürfe. Ich hätte doch ein Kind ins Lehrerzimmer schicken können, um Bescheid zu geben. Ich war danach völlig aufgelöst und habe geweint. Ich konnte mich nicht verteidigen und habe mich sehr hilflos gefühlt. Danach ging ich zum Unterricht und eine Kollegin sprach mich an, was denn los ist. Ich erzählte der Kollegin, dass ich Ärger mit der Chefin bekommen habe, obwohl ich gar nichts falsch gemacht habe. Nach dem Unterricht kam die Chefin zu mir und meinte, sie habe mich doch gar nicht beschimpft und wenn ich „so dünnhäutig" sei und nichts vertrage, dann gehöre ich nicht in den Schuldienst. Daraufhin musste ich wieder weinen – obwohl ich mich eigentlich damit rechtfertigen wollte, dass ich daran einfach nicht gedacht habe. Das Ganze liegt mir heute noch im Magen." Auf die Frage hin, was sie sich in dieser Situation gewünscht habe, gibt Patientin an, dass die Chefin ja nicht sie, sondern die Kollegin, welche nicht zur Hofaufsicht gekommen wär, zur Rechenschaft habe ziehen müssen. „Das wollte ich ihr sagen. Ich habe mich geärgert, dass die Chefin mich so

hilflos gesehen hat, und habe nun das Gefühl, dass ich mich doppelt angreifbar gemacht habe." In dieser Zeit habe die Patientin solche Situationen oft erlebt und zunehmend Angst vor ihrer Chefin bekommen. Sie habe sich dann aber an den Betriebsrat gewendet, seither sei die Chefin netter zu ihr und ließe sie in Ruhe. Zu ihrem Wunsch in der Situation gibt sie an, dass sie sich Respekt und Anerkennung gewünscht hätte. Die Chefin habe ihr jedoch keine Gelegenheit durch ihre einseitige Sichtweise gegeben und die Patientin habe verärgert und beschämt geweint.

2. Als nächste Episode schildert sie, dass sie sich im Kindesalter etwas Geld in einer Gärtnerei dazu verdient habe, das habe ihr Freude bereitet. Als eines Tages ihre Familie keine Kohlen mehr zum Heizen hatte, sei die Patientin mit der Mutter und ihrer Tante abends zur Gärtnerei gegangen, dort wurde sie von der Mutter über den Zaun gehoben und musste Kohlen stehlen. Als die Patientin nach einer Woche wieder zum Arbeiten kam, habe sie große Angst gehabt und sich schlecht gefühlt, obwohl sie ja nur das gemacht hat, was ihre Mutter von ihr verlangt hat. Sie fühlte sich schuldig, hatte aber das Gefühl, ihre Mutter nicht verraten zu können. Als Wunsch beschreibt sie, dass ihre Mutter ihre Notlage erkannt und respektiert hätte, nicht dort zu stehlen, wo sie arbeitete. Die Mutter habe ihr aber keine Gelegenheit gegeben und über sie hinweg entschieden, so seien ihr nur die Scham und die Angst geblieben. Sie habe viel Ärger gegenüber der Mutter verspürt.
3. Die Patientin beschreibt, dass sie generell schlecht „nein" sagen könne und sich dadurch oft übernehme. So habe sie die ganzen Ferien auf ihre Nichte (4 Jahre alt) aufgepasst, was sehr anstrengend gewesen sei. Nun bat sie die Schwester, noch einen zusätzlichen Tag – den letzten Samstag der Ferien, auf die Nichte aufzupassen. Eigentlich habe die Patientin einen Ausflug mit ihrer Familie geplant. Sie habe es nicht geschafft, der Schwester abzusagen. Obwohl sie rumgedruckst habe, habe diese ihr „keine Luft" gelassen. Ärgerlich habe sie eingewilligt und die Nichte betreut. Sie beschreibt, dass sie sich wünsche, dass ihre Schwester ihr eher auch einmal etwas abnehme und es ihr leichter machte, auch mal abzulehnen, aber diese sehe die Bedürfnisse der Patientin nie und komme immer nur, wenn sie was brauche. Die Patientin räumt ein, dass sie immer denke, sie müsse ja mit der Schwester zusammenhalten, weil sie keine Mutter mehr haben. Dennoch müsse das auch mal von der Schwester ausgehen. Das ärgere sie sehr und gleichzeitig schäme sie sich sehr, dass es nicht gelinge, konkreter der Schwester auch mal einen Wunsch abzuschlagen.
4. Die Patientin berichtet weiter, dass sie sich während der Chemotherapie sehr allein gefühlt und sich sehr gewünscht habe, die Schwester würde sie besuchen. Leider gelang es ihr auch da nicht, konkret ihren Wunsch mitzuteilen, und die Schwester habe sie von allein nicht

einmal besucht. Sie sei darüber traurig gewesen und habe die Schwester auch nicht angerufen. Generell habe sie versucht, sich die Sache „schönzureden", die Schwester habe ja auch wenig Zeit und sei im Stress. Sie habe auch Angst gehabt, der Schwester ihre Wünsche klarzumachen, die könne ihr das ja übelnehmen, wenn sie so viel verlange.

5. Die Patientin erzählt, dass sie häufig anderen Menschen etwas verspreche, was sie gar nicht schaffen könne. Das ärgere die Patientin sehr. Manchmal sei sie aber auch sehr direkt und sage einfach, was sie denke. Auf dem Richtfest für das gemeinsame Haus hätten alle Beteiligten gemeinsam angestoßen und ihr Makler, der fünf Häuser weiter wohne, sei auch da gewesen. Sie mochte den Makler nicht und es „nerve" sie, dass er sich immer so aufspiele und sich dauernd sehen lasse. Als der Makler zum Abschied zu ihr sagte, „man sieht sich", da habe die Patientin ganz spontan geantwortet „ ja, das lässt sich ja nicht vermeiden". Der Makler habe bestürzt geschaut und auch die anderen Gäste hätten „mit offenem Mund" dagestanden. Sie habe versucht, das zu überspielen, machte sich aber im Nachhinein Gedanken, was die anderen jetzt von ihr denken. Da habe sie einfach den Wunsch gehabt, dem Makler zu zeigen, dass er nicht so häufig vorbeikommen solle, und leider sei das nun nach hinten losgegangen. Sie schäme sich jetzt für ihre Reaktion, ein wenig sei sie aber auch stolz, dass er nun tatsächlich nicht mehr vorbeikommt. Sie meint dazu, dass sie bei Fremden generell besser sagen könne, was ihr nicht passt.
6. Weiter nach Episoden gefragt berichtet sie, dass sie vor einem Jahr einen Autounfall gehabt habe. Ihr Vordermann habe bei gelb gebremst, die Patientin auch – doch das nachfolgende Fahrzeug fuhr auf das der Patientin auf. Der Mann aus dem vorderen Auto stieg aus und schimpfte unhöflich, heute wäre seine Hochzeit und er wäre auf dem Weg in die Flitterwochen, was ihr denn einfalle, jetzt einen Unfall zu verursachen. Der Hintermann, Schwiegervater des Vordermanns, meinte ebenfalls, die Patientin habe sich reingedrängelt und sei an dem Unfall schuld. Daraufhin habe die Patientin gekontert und meinte, sie könne ja nichts dafür, dass der Mann heute geheiratet habe, er sei ja selber schuld. Sie habe sich hier einfach rechtfertigen wollen und letztendlich sei ihr das gelungen und sie habe keine Schuld zugesprochen bekommen. Anschließend sei sie glücklich gewesen, sich so selbstbewusst gezeigt zu haben. Bei Fremden könne sie also ihre Meinung sagen.
7. Nach weiteren Episoden gefragt, berichtet sie, dass ihr Ehemann immer Recht behalten wolle bei Meinungsverschiedenheiten, das mache sie wahnsinnig, dass er nicht auch einmal Fehler zugeben könne. Sie ziehe sich dann zurück. Ein Beispiel dafür gebe es: Ihr Mann sei in die Küche gekommen und hätte sich über eine Frau im Radio aufgeregt, die bei kalten Temperaturen ihre Handbremse angezogen hatte und dann das Auto nicht mehr anfahren konnte und den ADAC rufen

musste. Daraufhin habe der Ehemann die Patientin gefragt, ob sie ihre Handbremse auch angezogen habe und sie meinte „na klar“. Ihr Mann meinte dann: „Na dann wirst du schon sehen, was du davon hast“. Die Patientin meinte dazu, selbstverständlich würde ihr Auto losfahren und das wolle sie ihm beweisen. Zum Glück fuhr das Auto. Die Patientin räumt ein, dass sie eigentlich ihre Sorge habe zeigen wollen, sie wollte sagen „das wusste ich nicht, verzeih mir“ sondern habe eher gegengehalten. Sie habe das Gefühl, sie müsse auch gleich in Konfrontation gehen und sich selbst verteidigen.

8. Dazu berichtet sie noch, dass sie oft in der Schule vor der Zeugnisausgabe Sorge habe, sie könne Tippfehler in den Beurteilungen der Schüler haben. Die Chefin habe sie vor einiger Zeit mal kritisiert und das sei ihr sehr peinlich gewesen. Eigentlich habe sie sich gewünscht, dass die Chefin ihr gegenüber Anerkennung zeige, dass sie die vielen Beurteilungen gut geschrieben und vor allem sehr pünktlich abgegeben habe. Auf einen Tippfehler hingewiesen, habe sie sich sehr geschämt und sei von der Kritik sehr getroffen gewesen. Sie habe sich dann Selbstvorwürfe gemacht und sich weiterhin völlig blockiert. Sie habe sich dann zurückgezogen, das Wochenende weinend im Bett verbracht und kaum mit der Familie gesprochen. Eigentlich habe sie sich Anerkennung gewünscht, doch die kam nun nicht.

In der anschließenden Gruppenintervision mit Kollegen wurde folgendes *zentrales Beziehungskonflikt-Thema (ZBKT)* bestimmt:

W: Ich möchte mich abgrenzen, mich um mich kümmern, Anerkennung für meine Leistungen erhalten und auch mal getröstet werden.

RO: Die anderen sehen nur meine Fehler und fordern nur noch mehr von mir.

RS: Ich ziehe mich zurück, schäme mich, fühle mich hilflos, maßlos enttäuscht und verbittert.

Arbeit am ZBKT in der Behandlung. Es wird deutlich, dass die Patientin bereits eine eigene Hypothese für ihre Probleme hat, sie sage zu selten, was sie wolle, und es falle ihr schwer, Ansprüche anderer abzulehnen. Mit dem Hinweis, sich auf die Episoden zu beschränken, könnte sie auch in der Stunde der Erhebung der Beziehungsepisoden das Gefühl haben, es werde ihr nicht „richtig“ zugehört und nur der Anspruch der Therapeutin bedient. Auffallend ist, dass die Patientin sich zu keinem Zeitpunkt der Stunde darüber beschwert, dass sie in ihren Schilderungen beschränkt wird. Darauf ist in den folgenden Stunden zu achten – gegebenenfalls könnte hier eine frühe Deutung angebracht sein, dass es auch hier in der Therapie dazu kommen kann, dass sie sich nicht genügend wahrgenommen fühlt.

Paktgespräch

Paktgespräch

Im *Paktgespräch*, das unmittelbar vor Behandlungsbeginn stattfindet, informiert der Therapeut über die Behandlung und die Störung (vgl. auch das Prinzip 1, Kap. 4.4). Das Paktgespräch umfasst zum einen eine allgemeine Vorbereitung auf die Therapie, wie Luborsky (1995) sie für die supportiv-expressive Therapie beschrieben hat. Darüber hinaus erfolgt eine Vorbereitung, die spezifisch auf depressive Patienten mit Krebserkrankung abgestimmt ist. Gerade angesichts der häufigen Labilisierung von Selbstwert- und Sicherheitsgefühl und der Ängste vor Stigmatisierung erscheint es wichtig, darauf hinzuweisen, dass psychische Belastungen und depressive Verstimmungen häufige und nachvollziehbare Reaktionen auf die zahlreichen und gravierenden Belastungen und Einbußen sind, die mit Krebserkrankungen einhergehen.

Die allgemeine und die spezifische Information sollten die im folgenden Kasten dargestellten Aspekte umfassen.

Allgemeine Information

Informationen für den allgemeinen Teil des Paktgespräches

Der Therapeut erklärt im allgemeinen Teil, was er oder sie tun wird, z. B.:

- „Ich werde Ihnen zuhören und Ihnen bei der Überwindung Ihrer depressiven Verstimmungen helfen."

Er erklärt, was die Aufgabe des Patienten ist, z. B.:

- „Bitte versuchen Sie zu sagen, was in Ihnen vorgeht, welche Gedanken und Gefühle oder auch Körperempfindungen Sie haben und was Sie denken."
- „Sie werden allmählich Ihre typischen Muster der Beziehung zu anderen kennenlernen und die Probleme innerhalb dieser Muster, die mit Ihrer Depression verbunden sind, verstehen."
- „Sie sollten wissen, dass die Behandlung ihre Höhen und Tiefen hat, bezogen auf die Schwierigkeit oder Leichtigkeit, voranzukommen. Manchmal wird es leicht vorangehen und zu anderen Zeitpunkten wird es sich blockiert anfühlen. Diese blockierten Zeiten können schwierig für Sie sein, aber sie können die fruchtbarsten Zeiten überhaupt sein. Ein Ausweg besteht darin, dass Sie mir mitteilen, wie Sie in Bezug auf die Behandlung empfinden, sodass wir zusammen die Schwierigkeit überwinden können."
- „Manchmal werden Sie den Wunsch haben, dass ich Ihnen einen Rat gebe. Ihre Behandlung gelingt aber besser, wenn Sie, mit meiner Hilfe, herausfinden, welche Hindernisse entgegenstehen. Wenn Sie selber herausfinden, wie Sie die Probleme lösen können, wird dies Ihnen sowohl in der Behandlung als auch lange danach helfen."

Behandlungsvereinbarungen

Weiterhin werden Vereinbarungen bezüglich der Rahmenbedingungen der Behandlung getroffen, wie Dauer und Frequenz der Sitzungen (hier: nach bis zu fünf probatorischen Sitzungen erfolgen 18 Therapiesitzungen mit je einer wöchentlichen Sitzung und zwei Sitzungen im 14-tägigen Abstand). Sitzungstermine, Ferien-, krankheits- und behandlungsbedingte Fehlzeitregelungen, Vereinbarungen bezüglich der Bezahlung, z.B. von ausgefallenen Stunden und einer möglichen „vorzeitigen" Beendigung der Behandlung durch den Patienten. Erste erreichbare Ziele werden vereinbart (vgl. Kapitel 4.2.3), und der Therapeut vermittelt realistische Hoffnungen, dass die Ziele erreicht werden können. Weiterhin wird vereinbart, zur Halbzeit der Behandlung (hier: Therapie-Sitzung 10) eine Zwischenbilanz im Hinblick auf die anfänglich festgelegten Ziele zu ziehen. Die Therapie wird nur solange fortgesetzt, bis die vorher definierten Ziele erreicht sind. Dies kann in weniger als 20 (+5) Sitzungen der Fall sein. Diese Vereinbarungen helfen, eine gute Arbeitsbeziehung zu etablieren, die darüber hinaus auch noch dadurch gefördert wird, dass der Therapeut Interesse am Patienten und empathisches Verständnis zeigt (Luborsky, 1995).

Die kognitive Vorbereitung der Patienten im Paktgespräch betrifft Informationen über die Natur der Symptome, der Notwendigkeit der Behandlung, über das konkrete Vorgehen, mögliche Probleme und Ergebnisse der Therapie. Das gestattet eine erste Orientierung. Im Hinblick auf die supportiv-expressive Dimension hat die kognitive Vorbereitung einen supportiven Effekt, insofern als der Patient als erwachsenes Gegenüber angesprochen wird (Leichsenring et al., 2008). Dieses Prinzip ist implizit in Luborskys SET-Manual (1995) enthalten.

Die *spezielle Patienteninformation* sollte die im Anhang (S. 95) angeführten Punkte enthalten. Die Formulierungen dienen als Orientierung für den Therapeuten. Sie sollten nicht wörtlich wiedergegeben, sondern in der auf den einzelnen Patienten abgestimmten Gesprächssituation frei formuliert werden.

Analog zur Beschreibung der psychodynamischen Psychotherapie der generalisierten Angststörung durch Leichsenring und Salzer (2014) und der sozialen Phobie (Leichsenring et al., 2008) kann auch die Behandlung depressiver Störungen in vier Phasen beschrieben werden.

4.3.2 Anfangsphase (Sitzungen 1 bis 6)

Etablierung einer guten therapeutischen Allianz

In der Anfangsphase der Behandlung ist es die primäre Aufgabe des Therapeuten, eine gute therapeutische Allianz zu etablieren (Crits-Christoph et al., 1995; Hoffmann, 2002). Zu diesem Ziel führen die in Kapitel 4.2.4 beschriebenen supportiven Interventionen (Luborsky, 1995). Bedeutsam in dieser Phase erscheinen supportive Techniken wie „containing“ und „holding“ gerade bezüglich der intensiven Ängste und möglicherweise auch intensiven (auto-)aggressiven Affekte der Patienten. Grundsätzlich bestimmt der Patient das Thema der Stunde. Der Therapeut exploriert die Stressoren, Wahrnehmungen und Gefühle, die das Auftreten depressiver Symptome (und möglicherweise auch ängstlicher Symptome) begleiten. Er ermutigt den Patienten, über seine Beziehungen mit anderen Menschen zu sprechen, und versucht, das ZBKT zu identifizieren und die depressiven Symptome darauf zu beziehen.

Auch in der Anfangsphase der Therapie benötigen die Patienten genügend Raum, um ihre krankheitsbezogenen Belastungen beschreiben zu können. Darüber hinaus haben die Patienten oft das Bedürfnis, für sich zu klären, wie sie selbst mit der Erkrankung umgehen möchten und welchen Umgang damit sie von den Menschen in ihrem Umfeld erwarten.

4.3.3 Mittlere Phase (Sitzungen 7 bis 12)

Arbeit am ZBKT

In der mittleren Phase wird das ZBKT präzisiert. Der Therapeut bezieht das ZBKT auf verschiedene interpersonelle Beziehungen des Patienten und zeigt, wie das ZBKT immer wieder im Leben des Patienten auftritt, auch jetzt in der Beziehung zum Therapeuten („Durcharbeiten“). Die Vulnerabilität gegenüber Depression wird vermindert, indem die zugrunde liegende Dynamik des depressiven Erlebens aus verschiedenen Blickwinkeln betrachtet und verstanden wird, in Vergangenheit, Gegenwart und in Bezug auf den Therapeuten. Dabei können auch frühere Erfahrungen durch traumatische Erlebnisse im Umfeld der Krebserkrankung reaktiviert werden (Crits-Christoph et al., 1995). Allerdings sind Traumata nicht der spezifische Fokus der SET. Der Therapeut und der Patient untersuchen in einem solchen Fall, wie traumatische Erfahrungen das ZBKT beeinflusst haben.

Wie Crits-Christoph et al. (1995) beschrieben haben, untersucht die SET sowohl die ZBKT-Muster nach Luborsky (1995) als auch posttraumatische Reaktionen und maladaptive Bewältigungs- und Abwehrstile (betreffend z.B. Rezidivängste, Selbst- und Fremdbildbeschädigung) im Sinne von Horowitz (1976). Ziel ist es hier, aufgrund dieser Muster funktionalere Bewältigungs- und Abwehrstile (die der realen Rezidivangst und den realen Einschränkungen durch die Erkrankung begegnen können) für die neue Lebenssituation zu etablieren.

Zwischenbilanz

In Sitzung 10 ziehen Therapeut und Patient explizit Zwischenbilanz im Hinblick auf die vor der Therapie formulierten Ziele. Wenn diese erreicht worden sind, kann die Behandlung auch in weniger als 20 (+5) Sitzungen beendet werden.

4.3.4 Abschlussphase (Sitzungen 13 bis 18)

In der SET wird die Beendigung der Behandlung als besonders wichtig angesehen (Luborsky, 1995). Es wird empfohlen, dass der Therapeut z. B. den Patienten daran erinnert, wann das Therapieende sein wird, oder auch Behandlungsphasen markiert (Erreichen eines Ziels), sodass sie als Meilensteine fungieren können. Der Gedanke der Trennung macht den meisten Patienten Sorgen. Diese Sorgen sind häufiger in einer Kurzzeitbehandlung (Luborsky, 1984; Kap. 9) und besonders intensiv bei der Behandlung von Patienten mit lebensbedrohlichen Erkrankungen wie z. B. Krebs. Sie drehen sich um Bindung und Separation. Der erste Teil der Behandlung zeigt die Ängste und gleichzeitig die Zufriedenheit, eine Bindung erreicht zu haben. Im zweiten Teil können sich Ängste bezüglich der bevorstehenden Trennung abzeichnen. Im mittleren oder späteren Bereich der Behandlung empfindet der Patient zunehmend die nahende Trennung, was oft irrationale Ängste über die Bedeutung der Terminierung als einen erneuten, möglicherweise schwerwiegenden Verlust aktiviert. Mit diesen Ängsten können typischerweise Verluste von Fortschritten vor dem Behandlungsende kommen. Der Therapeut soll den Patienten helfen, die Bedeutungen der bevorstehenden Beendigung zu verstehen. Oft wird festgestellt, dass der Patient nicht nur den Verlust des Therapeuten fürchtet, sondern damit den Verlust der Fähigkeit, die Werkzeuge zu benutzen, die er in der Behandlung erworben hat. Der Patient erkennt an, dass die Werkzeuge Teil des Patienten sind und genutzt werden, wenn der Therapeut nicht anwesend ist und mögliche neue krankheitsbedingte Belastungen auftreten. So werden die Gewinne durch die Therapie wieder zugänglich.

Thema der Trennung

Diese Methode ist Teil eines umfassenderen Prinzips, mit dem Ende der Behandlung umzugehen – der Therapeut sollte beachten, was benötigt wird, um die dauerhafte Qualität des therapeutischen Fortschritts sicherzustellen.

Häufig erneutes Auftreten der Symptomatik

Während der Abschlussphase kehren die Symptome häufig kurzzeitig zurück, da das ZBKT reaktiviert wird, sowohl durch den antizipierten Verlust des Therapeuten und durch die Antizipation, dass die Wünsche, die im ZBKT enthalten sind, nicht erfüllt werden (z. B. Wunsch nach Schutz, Sicherheit, Führung, Nähe, Versorgung, Akzeptanz, Wertschätzung). Der Therapeut deutet das erneute Auftreten der depressiven Symptome und bezieht sie auf das ZBKT. Das (erneute) Erkennen der Zusammenhänge – welches mit einem Rückgang der Symptomatik einhergeht – hilft den Patienten zu antizipieren, wie zukünftig mit Rückfällen umgegangen werden kann, und stärkt die Wahrnehmung der eigenen Fähigkeiten im Umgang mit depressiven Symptomen. In seinem Manual hat Luborsky verschiedene Prinzipien der Behandlung formuliert (für Details s. Luborsky, 1995). Wir empfehlen, Aspekte, die mit der Beendigung der Behandlung zu tun haben, nicht später als in der 15. Sitzung anzusprechen. Da ein Verständnis des ZBKT ein zentrales Ziel der Behandlung ist, folgen wir hier Crits-Christoph et al. (1995), die vorschlagen, dass der Therapeut während der Beendigungsphase zusammenfasst, was über das ZBKT und seine Beziehung zur Depression erarbeitet wurde.

4.3.5 Booster (Verstärker-)Sitzungen (Sitzungen 19 bis 20)

„Booster"-Sitzungen sind geplante, zeitlich auseinander gezogene Sitzungen kurz vor dem Behandlungsende (Whisman, 1990): Sie können das Gefühl fördern, mit dem Therapeuten und der Therapie in Kontakt zu bleiben und so Fortschritte konsolidieren. Ein solches Arrangement mit Booster-Sitzungen erscheint insbesondere für solche Patienten nützlich, die Schwierigkeiten haben, eine hilfreiche Beziehung zu internalisieren. Der Plan für diese Booster-Sitzungen wird am besten während der Paktsitzung vor dem Beginn der Behandlung erläutert und nochmals in den initialen Sitzungen. Es ist besser, den Patienten bereits zu diesem Zeitpunkt zu informieren, statt am Ende der Behandlung, sodass dieses Konzept als ein Teil eines Routineprogramms betrachtet wird. Ansonsten könnten Missverständnisse auftreten; es könnte etwa als das Bedürfnis des Therapeuten gedeutet werden, den Patienten festzuhalten oder als Ausdruck der Ungewissheit des Therapeuten über die Dauerhaftigkeit von Behandlungserfolgen.

Beispiel für die Information über die Booster-Sitzungen:
„Diese Folgesitzungen sind Teil des Behandlungsplanes, die uns Gelegenheit geben werden, die Behandlung noch einmal durchzugehen und zu sehen, wie Sie am besten das gemeinsam Erarbeitete in Ihren Alltag übertragen."

Die Sitzungen 19 und 20 werden als Booster (Verstärker-)Sessions in 14-tägigem Abstand durchgeführt. Booster-Sitzungen wurden unter anderem auch in einer Studie zur generalisierten Angststörung (Leichsenring et al., 2009) verwendet, wobei die positiven Effekte mögliche Interferenzen mit dem Durcharbeiten der Therapiebeendigung überwogen.

Der Therapeut verwendet die Booster-Sitzungen, um die Verbesserungen im Hinblick auf die depressive Symptomatik zu erkunden und zu unterstützen. Außerdem ist es die Aufgabe des Therapeuten, den Patienten bei seinen eigenen Aktivitäten, beim Bearbeiten seiner Probleme zu ermutigen und zu unterstützen (Internalisierung des Therapeuten). Der Therapeut bezieht Rückfälle auf das ZBKT und auf den Verlust des Therapeuten.

4.4 Behandlungstechnik und spezifische Elemente für die Depressionsbehandlung

Die Theorie der SET gibt ein Modell für die Verursachung und die Überwindung depressiver Symptome bei Tumorpatienten. Zu der Überwindung der Symptome tragen die folgenden Behandlungsschritte bei (Beutel et al., 2004):

- Herstellung einer Allianz, die das Gefühl der Patienten stärkt, die Probleme lösen zu können, sodass eine depressive Symptombildung weniger wahrscheinlich wird.
- Entwicklung von Einsicht, durch Kenntnis (a) der pathogenen Beziehungsmuster und (b) über den Kontext, in dem das Symptom entsteht.
- Wachsen der Fähigkeit, das im Rahmen einer hilfreichen Beziehung Erreichte zu bewahren. Dies entsteht durch Internalisierung der Beziehung mit dem Therapeuten und durch Erwerb von Techniken, mit künftigen Problemen besser umzugehen.
- Wiedergewinnen eines Gefühls von Kompetenz und Kontrolle durch die Formulierung erreichbarer Behandlungsziele. Das kann dem Gefühl entgegenwirken, einem übermächtigen Krankheitsgeschehen hilflos ausgeliefert zu sein. Die Trauer über die zeitliche Begrenztheit der Therapie kann in der Übertragung zum Therapeuten beispielsweise als Modell dienen, auch Trauer über die eingetretenen Verluste und Einbußen durchzuarbeiten.
- Fokus auf das Hier und Jetzt: Gerade in einer Situation, in der die Bewältigungsressourcen durch die Auseinandersetzung mit der chronischen und lebensbedrohlichen Erkrankung beansprucht sind, empfiehlt sich, vorrangig die akut anstehenden Probleme und Konflikte zu fokussieren, weniger eine biografische Rekonstruktion. Manchmal gibt die aktuelle Auseinandersetzung mit einer chronischen bzw. lebensbedrohlichen Erkrankung den Anstoß, langjährige persönliche oder familiäre Problembereiche anzupacken, die anderenfalls weiter erduldet worden wären. In derartigen Fällen kann durch die Herstellung lebensgeschichtlicher Bezüge eine psychische Integration gefördert werden (vgl. Kahleyss, 2003).
- Beachtung der Stärken und Ressourcen: Die Empfehlung einer Psychotherapie kann gerade bei chronisch und schwer bzw. lebensbedrohlich Kranken Ängste wecken, auch noch psychisch „beschädigt", „krank" oder „defekt" zu erscheinen. Die Thematisierung von Stärken und Ressourcen kann kurzfristig den Aufbau des Behandlungsbündnisses erleichtern und langfristig den Aufbau von Hoffnung und Zuversicht fördern.

Diese allgemeinen Hinweise lassen sich ergänzen durch gezielte Interventionsansätze, um die spezifischen Denkweisen und inneren Vorgänge bei depressiven Episoden herauszufinden und um die Prozesse anzugehen, die typisch für depressive Patienten sind.

Im Folgenden werden spezifische Elemente einer psychodynamischen Kurzzeittherapie beschrieben, die sich klinisch als besonders hilfreich bei der Behandlung der depressiven Störungen erwiesen haben. Hier beziehen wir uns insbesondere auf Prinzipien, die Busch et al. (2004) aus gegenwärtig existierenden psychoanalytischen Konzepten der Depression abgeleitet haben. Wir benutzen diese Prinzipien, um die Behandlung spezifisch auf die Depression anzupassen. Grundsätzlich ist es wichtig, dass der Therapeut eine aktivere Haltung einnimmt als bei der klassischen psychoanalytischen Therapie, was den Aufbau einer sicheren therapeutischen Beziehung betrifft, die Formulierung von Behandlungsfokus (ZBKT) und -zielen, den Umgang mit der Behandlungsdauer und mit depressiven Mechanismen (z. B. Verleugnung, Projektion, passive Aggression, Wendung gegen das Selbst) in der Übertragung und in der sozialen Realität des Patienten.

Behandlungsprinzipien

Prinzip 1: Informieren Sie den Patienten ausführlich vor Beginn der Behandlung über seine Erkrankung, einschließlich seiner primären Symptome.

Information über Erkrankung

Dieses Prinzip ist bereits bei der Patientenaufklärung im Rahmen des Paktgesprächs erläutert worden.

Prinzip 2: Etablieren Sie eine sichere positive therapeutische Beziehung. Sie hat für depressive Patienten eine spezifische Bedeutung.

Etablierung therapeutischer Allianz

Eine unsichere Bindung scheint bei einigen depressiven Patienten eine Rolle zu spielen (anaklitische Depression; Blatt & Zuroff, 1992). Aus diesem Grund hat die Entwicklung einer sicheren therapeutischen Allianz für Patienten mit einer Depression eine spezifische Bedeutung, die über die generelle Wichtigkeit einer guten therapeutischen Beziehung hinausgeht – und zwar aus mehreren Gründen: Eine gute therapeutische Beziehung erlaubt eine alternative („korrigierende“) emotionale Neu-Erfahrung, die dem Patienten sichere Bindung erfahrbar macht. Weiterhin erlaubt sie eine „sichere Basis“ (Bowlby, 1988), sich mit Ängsten zu konfrontieren, sowohl in der Phantasie als auch in der Realität. Auf dem Hintergrund eines sicheren Gefühls wird es möglich, neue Verhaltensweisen zu erproben. Wie Fonagy und Target (2005) ausgeführt haben, vermittelt eine sichere Bindung nicht nur eine stabile Basis, sondern ist auch ein Hauptorganisator der frühen Hirnentwicklung. Sichere Bindung und Mentalisierung scheinen als Puffer gegen Zusammenbrüche bei der Affektregulation in Zeiten von Stress (Fonagy & Target, 2005, S. 339) zu fungieren. Fonagy und Target (2005) sehen Mentalisierung daher in Verbindung zu Bions (1962)

„Containment"-Konzept und zu Winnicotts (1960) Konzept der ausreichend „guten Bemutterung". Eine sichere Bindung dürfte daher die Affektregulierung von Patienten mit Depression verbessern. Eine weitere Verbindung besteht zu Kohuts (1966) Konzept der Spiegelung und umwandelnden Verinnerlichung und zu Königs (1981, 1997) Konzept eines verinnerlichten steuernden Objekts. Es ist anzunehmen, dass die Internalisierung eines Sicherheit gebenden und wertschätzenden Objekts die Selbstwertregulierung und Impulssteuerung verbessert. Die Etablierung einer sicheren positiven therapeutischen Beziehung hat daher verschiedene wichtige Implikationen für Patienten mit einer Depression.

Andererseits fällt es Blatt zufolge einer Subgruppe depressiv erkrankter, perfektionistischer bzw. selbstkritischer Patienten schwer, in einem zeitlich begrenzten Behandlungsrahmen eine gute therapeutische Beziehung zu knüpfen. Ihr forciertes Insistieren auf Unabhängigkeit kann mit Zurückweisen verfügbarer Hilfen innerhalb und außerhalb der Kurzzeitpsychotherapie einhergehen und ist im Rahmen expressiver Interventionen vorsichtig zu hinterfragen (Blatt et al., 1996).

Prinzip 3: Seien Sie sich Ihrer Gegenübertragung bewusst und respektieren Sie den Patienten. Nur wenn Sie den Patienten respektieren, können Sie helfen, das gestörte Selbstbild zu revidieren.

Patient respektieren

Luborsky betont den Respekt gegenüber den Patienten als eine wichtige Komponente der stützenden Wirkung. Bei Patienten mit Depression, deren zentrales Problem in einem Mangel an Selbstachtung besteht (und die diese Verachtung auf andere projizieren), ist das Anerkannt-Werden von zentraler Bedeutung. Für diese Patienten ist es entscheidend, dass der Therapeut den Patienten seinen Respekt deutlich macht (Hoffmann, 2002) und sich nicht der Sicht der Patienten von einem „fundamentalen Defekt" anschließt, z. B. beschädigt, unzureichend, nicht gut oder defizitär zu sein.

Prinzip 4: Umgang mit Hilflosigkeit und Hoffnungslosigkeit

Umgang mit Hilf- und Hoffnungslosigkeit

Diese Zustände lassen sich auf folgende Weise thematisieren und bearbeiten: Der Therapeut weist auf den Zusammenhang zwischen Hilf- und Hoffnungslosigkeit mit dem Auftreten der Depression hin und kann, sofern angemessen, sagen: „Ihrem Zustand von Hilflosigkeit und Hoffnungslosigkeit folgte die Depression, als ob es für Sie ein Weg sei, mit der Hilflosigkeit und Hoffnungslosigkeit umzugehen." Eine derartige Anmerkung kann Patienten helfen, die Depression als Reaktion auf die Hilflosigkeit und Hoffnungslosigkeit zu erkennen, nicht einfach nur als ein unvermeidbares Geschehen.

Prinzip 5: Umgang mit Ärger

Wiederkehrender Ärger bei depressiven Patienten ist häufig (Freud, 1917/1957). Die Beobachtung wird ferner in einer Studie der Beziehungsnarrative von Patienten mit einer Major Depression durch Eckert et al. (1990) bestätigt. Manchmal kommt Ärger nur indirekt zum Ausdruck, etwa in der Vorstellung, dass andere Personen gleichgültig reagieren, sich distanzieren, Termine nicht einhalten oder chronisch zu spät kommen.

Umgang mit Ärger

Fallbeispiel

Die 43-jährige Patientin berichtete über eine Mammakarzinomerkrankung im vergangenen Jahr. Operativ wurden eine Mastektomie und axillare Lymphknotenentnahme durchgeführt, es folgten sechs Zyklen Chemotherapie. Akut litt sie unter Ein- und Durchschlafstörungen, fühlte sich deprimiert, hoffnungslos und ihrem Schicksal ausgeliefert. Sie berichtete von Inappetenz und einem Gewichtsverlust von 10kg innerhalb der letzten drei Monate sowie wachsenden Todesängsten. Zunehmend hatte sie Gedanken, ihr könne etwas zustoßen, wenn sie sich aus dem Schutz des heimischen Hauses heraus bewege. Sie macht ihre allgemeine Schwäche dafür verantwortlich. Ihre Symptome erfüllten die diagnostischen Kriterien einer rezidivierenden Depression mit gegenwärtig mittelgradiger Episode (ICD-10: F33.1). Wie sie schilderte, sei sie wenige Wochen, nachdem ihre Schwester an Brustkrebs erkrankt sei, zur Routineuntersuchung gegangen, wo bei ihr ebenfalls ein Knoten entdeckt worden ist. Die Operationen erlebte sie als äußerst belastend, da dreimal nachoperiert werden musste, um den Tumor vollständig zu entfernen. Aufgrund der Lymphknotenentfernung hatte sie ständig Schwellungsschmerzen im Arm und konnte diesen kaum noch bewegen. Aufgrund der Erkrankung sei sie als „erwerbsunfähig" berentet. Ihre Gedanken im Zusammenhang mit der Diagnose waren: „Schock!", „Ich wusste sofort, ich werde nie mehr dieselbe Person, die ich war." Während der Chemotherapie habe sie sich seelisch besser gefühlt („je schlimmer die Nebenwirkungen, desto bessere Wirksamkeit"), fast habe sie sich gefreut über die heftige Übelkeit, den Haarausfall usw. Im Zusammenhang mit der Tumorerkrankung berichtet sie von erheblichem Kontrollverlust und Hilflosigkeit („Wenn das so weitergeht, was mach' ich da bloß?"; „Warum krieg' ich mich nicht selbst wieder in den Griff?"; „Ich will nicht immer allen zur Last fallen."). Ihrem betreuenden Arzt begegnete sie zunehmend misstrauischer, da er ihr ja nicht wirklich helfen könne. Sie vermutete, er mache nur die Untersuchungen, welche für ihn lukrativ seien. Teure Untersuchungen (PET, MRT) würden ihr vorenthalten, da sie ein hoffnungsloser Fall sei. Das mache sie ärgerlich und motiviere sie immer weniger, die Untersuchungstermine der Nachsorge wahrzunehmen. Auffällig wurde dies ebenfalls, als sie sich wenig zufrieden mit der Physiotherapie/Lymphdrainage zeigte, da diese auch nicht wirklich etwas ausrichte und die Termine nicht regelmäßig angeboten würden. Auch da sei ihr ja nicht zu helfen und man behandle sie nur wegen des zu erwartenden Honorars.

Zur Psychotherapeutin hatte sie ebenfalls großes Misstrauen und die Erwartung, seelisch nicht krank genug zu sein, um einen Therapieplatz zu bekommen. Diese Überzeugung machte es sowohl schwer, eine angemessene Anamnese durchzuführen, als auch eine Beziehung einzugehen, da jegliche Interventionen und Reaktionen der Therapeutin argwöhnisch unter dem Motto „Sehen Sie, Sie sind auch nicht anders als ich erwartete" interpretiert wurden.

Das herausgearbeitete ZBKT beschrieb bei dieser Patientin:

W: „Ich wünsche mir Sicherheit durch zuvorkommende Fürsorge."

RO: „vernachlässigend, hilflos, nur auf Eigennutz bedacht."

RS: „voller Enttäuschungswut, misstrauisch, zurückgezogen."

Am Beispiel der Übertragung gelang es, ihr den selbsterfüllenden Charakter ihres zentralen Beziehungskonfliktes deutlich zu machen. Sie lernte, klarer ihre Wünsche zu artikulieren und entspanntere, offenere Beziehungen in Familie und Klinik herzustellen.

Ärger und Misstrauen einer Patientin kann wiederum Ärger im Therapeuten auslösen, eine häufige Gegenübertragungsreaktion. Um die empathische Position beizubehalten, kann es dem Therapeuten helfen, herauszufinden, wie der Ärger aus einem Beziehungskonflikt heraus und in Bezug auf das zentrale Beziehungskonflikt-Thema der Patientin verstanden werden kann.

Prinzip 6: Umgang mit Suizidgedanken und -absichten

Umgang mit Suizidgedanken und -absichten

Entsprechend der Nationalen VersorgungsLeitlinie Unipolare Depression (DGPPN et al., 2012) sollte Suizidalität bei depressiven Patienten immer direkt thematisiert, präzise und detailliert erfragt und vor dem Hintergrund vorhandener Ressourcen beurteilt werden. Als Risikofaktoren sind zu beachten:

Risikofaktoren für Suizidalität thematisieren und präzise erfragen

- frühere Suizidversuche, insbesondere „harte" Methode (wichtigster Risikofaktor!),
- offene und verdeckte Ankündigungen von Suizid, drängende Suizidgedanken, konkrete Suizidpläne oder Vorbereitung suizidaler Handlungen,

- altruistische (pseudoaltruistische) Suizid- und Selbstopferungsideen, Ideen erweiterter Suizidalität (Einbeziehung z. B. der Partner oder Kinder),
- fehlende Distanzierung von Suizidideen/Suizidversuch nach längerem Gespräch,
- Abschiedsvorbereitungen bzw. Suizidarrangement, z. B. Verabschiedung von Menschen, Verschenken von Wertgegenständen, Regelung letzter Dinge (Testament, Versicherungen, Papiere),
- Familiengeschichte mit suizidalem Verhalten oder Suizide in der Umgebung,
- Aspekte der Lebenssituation (ältere, sozial isolierte Männer, Kränkungen).

Wesentliche Hinweise darauf gibt die aktuelle klinische Symptomatik, vor allem Gefühle von großer Hoffnungslosigkeit, Hilflosigkeit, Wertlosigkeit und Schuld, fehlende Zukunftsvorstellungen, starke Eingeengtheit auf den Suizid (präsuizidales Syndrom), starker Handlungsdruck, zunehmender sozialer Rückzug, Agitiertheit, depressiver Wahn oder anderweitig psychotische Depression, Substanzabusus bzw. -abhängigkeit.

Suizidale Patienten müssen nach den Leitlinien besonders beachtet und betreut werden durch Intensivierung des zeitlichen Engagements und der therapeutischen Bindung. Das konkrete Betreuungsangebot richtet sich nach den individuellen Risikofaktoren, der Absprachefähigkeit der Patienten und Umgebungsfaktoren. Empfohlen werden zur Suizidprävention ein Gesprächs- und Beziehungsangebot, Diagnostik von Suizidalität einschließlich Risikofaktoren, Klärung und Regelung der aktuellen Situation sowie Therapieplanung unter Berücksichtigung der Suizidgefahr. Konkrete Maßnahmen können sich auf ein Behandlungsbündnis mit der Patientin beziehen, beim Auftreten dieser Gedanken nichts Selbstschädigendes zu tun, sondern stattdessen den Therapeuten (oder eine andere Person) zu benachrichtigen, bzw. die psychotherapeutische Bearbeitung von Hoffnungslosigkeit, ggf. auch Hospitalisierung oder andere Schutzmaßnahmen.

Prinzip 7: Reagieren auf den negativen Attributionsstil

Negativen Attributionsstil hinterfragen

Eine Person, die dazu tendiert, negative Ereignisse in einer internalen, stabilen und globalen Art zu erklären, wird eher zu Depressionen neigen als eine Person, die negative Ereignisse auf externale, instabile oder situative Faktoren attribuiert. Dies lässt sich im Laufe der Therapie immer wieder behutsam hinterfragen.

Prinzip 8: Umgang mit einer verminderten Fähigkeit, den Zustand der Depression zu erkennen.

Umgang mit verminderter Fähigkeit, den Zustand der Depression zu erkennen

Einige Patienten finden es schwierig zu erkennen, wenn sie depressiv sind. Ihr depressiver Zustand kann sich sogar wie ein normaler Zustand anfühlen. Hier ist es hilfreich, wenn der Therapeut den Zustand der Patientin widerspiegelt und dann auf die Überzeugung der Patientin hinweist, dass es ein normaler Zustand sei. Diese Art des Feedbacks durch den Therapeuten kann ausreichend sein, um die Wahrnehmung und das Verständnis der Depression zu verbessern.

5 Wirksamkeit der psychodynamischen Kurzzeittherapie der Depression bei Krebskranken

Das Forschungsprojekt zur Wirksamkeit der psychodynamischen Kurzzeittherapie der Depression bei Krebskranken wurde von Oktober 2007 bis Dezember 2012 in den Studienzentren Mainz und Leipzig unter der Federführung von Manfred Beutel, Reinhold Schwarz und Elmar Brähler durchgeführt. Finanziert wurde die Studie von der Deutschen Krebshilfe.

Überprüfung des Behandlungsmanuals anhand einer multizentrischen Studie

Hauptziel der multizentrischen Studie war die Überprüfung der Wirksamkeit der psychodynamischen Kurzzeittherapie auf Grundlage der supportiv-expressiven Therapie hinsichtlich der Remission der depressiven Symptomatik bei Brustkrebspatientinnen mit komorbider Depression (ausführlich: Beutel et al., 2014; Zwerenz et al., 2012). Als Nebenfragestellungen wurden die Veränderung der Lebensqualität sowie der Einfluss der Persönlichkeit auf den Therapieverlauf betrachtet.

Alle in Frage kommenden Brustkrebspatientinnen wurden gegen Ende der stationären Behandlung in den 16 kooperierenden Kliniken kontaktiert, über die Studie informiert und gebeten, ihre schriftliche Einwilligung zur Studienteilnahme zu geben. Patientinnen, die sich mit der Studienteilnahme einverstanden erklärten und die Einschlusskriterien erfüllten (Alter: 18 bis 70 Jahre, Brustkrebserkrankung in kurativer Behandlung ohne Metastasen, keine schwere somatische oder psychische Komorbidität, keine laufende Psychotherapie), füllten die Hospital Anxiety and Depression Scale in der deutschen Version aus (HADS-D; Herrmann et al., 1995). Wenn die Skala zur Messung der Depressivität einen Wert von ≥ 8 aufwies, wurde ein Strukturiertes Klinisches Interview (SKID-I; Wittchen et al., 1997) hinsichtlich des Vorliegens einer klinisch bedeutsamen depressiven Erkrankung durchgeführt. Lag nach SKID-I eine depressive Begleiterkrankung vor, wurden die Patientinnen nach dem Zufallsprinzip der Interventions- (IG) bzw. der Kontrollgruppe (KG) zugeordnet. Die Entscheidung zur Studienteilnahme und Randomisierung war freiwillig und konnte zu jedem Zeitpunkt ohne Angabe von Gründen beendet werden. Patientinnen, die ihr Einverständnis zur Teilnahme an der Studie gaben, wurden zu Beginn und zum Ende der Therapie (bzw. Kontrollbedingung) und nach sechs Monaten gebeten, weitere Fragebögen auszufüllen. Neben krankheitsspezifischen und soziodemografischen Parametern wurde auch die gesundheitsbezogene Lebensqualität mit dem EORTC QLQ-C30 (European Organisation for Research and

Messverfahren

Treatment of Cancer Quality of Life Questionnaire – Core 30; Aaronson et al., 1993) und dem Brustkrebsmodul EORTC QLQ-BR23 (Sprangers et al., 1996) erfasst.

Studiendesign

Die Patientinnen der Interventionsgruppe (IG) erhielten die in diesem Manual beschriebene Kurzzeitpsychotherapie (vgl. auch Haselbacher et al., 2010). Die maximal 25-stündige Therapie (bis zu 5 probatorische und 20 Therapiestunden) fand einmal pro Woche für 50 Minuten statt, mit Einverständnis der Patientinnen wurden einige Sitzungen auf Video aufgezeichnet. Anhand zufällig ausgewählter Aufnahmen erfolgte die Prüfung der Manualtreue und Kompetenz der Psychotherapeuten durch unabhängige Beurteiler.

Kontrollbedingung

Die Patientinnen der Kontrollgruppe (KG) erhielten Informationsmaterialien und wurden an Krebsberatungsstellen bzw. Tumorzentren verwiesen, sodass sie alle nötigen und üblichen Behandlungsmöglichkeiten in Anspruch nehmen konnten („treatment as usual"). In beiden Gruppen wurden mit Einverständnis der Teilnehmerinnen die Hausärzte über die Ergebnisse der Diagnostik, inkl. möglicher Depressionsdiagnosen, informiert, sodass diese eine psychotherapeutische oder medikamentöse Behandlung in die Wege leiten konnten.

Qualitätssicherung der Behandlung

In den beiden Studienzentren in Mainz und in Leipzig wurde eine enge Kooperation zwischen Zentrum und insgesamt ca. 20 niedergelassenen psychodynamisch ausgebildeten Therapeuten geschlossen. Die Therapeuten wurden im Behandlungsmanual geschult und erhielten eine regelmäßige Supervision. Die Schulung der Therapeuten (mind. zwei Doppelstunden) fand vor der ersten Behandlung der jeweiligen niedergelassenen Kollegen in der Gruppe durch die Studienzentren statt. Die Supervision fand im monatlichen Turnus dreistündig in der Gruppe statt. Verpflichtend, um die Manualtreue und Anbindung an das Studienzentrum zu gewährleisten, war die Vorstellung aller in Behandlung befindlichen Patientinnen zu drei Zeitpunkten (initiale Formulierung des zentralen Beziehungskonflikt-Themas anhand des Beziehungsepisoden-Interviews, Behandlungsmitte und -ende) durch den jeweiligen Therapeuten.

Rekrutierung der Patientinnen

Zwischen Dezember 2008 und Mai 2011 wurden in 16 kooperierenden Kliniken insgesamt 5.989 Patientinnen im Rahmen der Studie kontaktiert. 3.044 Patientinnen (50,8 %) erfüllten nicht die Einschlusskriterien und 1.639 Patientinnen (27,4 %) entschieden sich gegen die Studienteilnahme. Gründe hierfür waren: 55 % keine Rücksendung des Fragebogens ohne Angabe von Gründen, 28 % kein Bedarf bzw. keine Zeit, 7,4 % ausreichend Unterstützung bereits vorhanden, 4,4 % übermäßige Belastung durch die Erkrankung bzw. Behandlung, 4,8 % mit Stigmatisierungsängsten bzw. ablehnender Haltung zu Studien. Von den verbleibenden 1.306 eligiblen Patientinnen wiesen 256 (19,6 %) einen Depressivitäts-Score von ≥ 8 im HADS-D auf. 99 Patientinnen dieser Gruppe wiederum erfüllten nicht die

SKID-Kriterien einer depressiven Erkrankung oder verweigerten die weitere Teilnahme.

Insgesamt konnten 157 Patientinnen entweder in die IG (N=78) oder die KG (N=79) randomisiert werden. 10 Patientinnen der IG haben aufgrund mangelnder Motivation, schwerer körperlicher oder psychischer Komorbidität bzw. aus anderen Gründen nicht an der Intervention teilgenommen. In der KG hat eine Patientin nach Randomisierung ihr Einverständnis zur Studienteilnahme zurückgezogen. Insgesamt 52 Patientinnen der IG (67 % der randomisierten Patientinnen) haben an der Intervention und den Nachuntersuchungen teilgenommen und wurden in die Analysen zum Zeitpunkt T2 eingeschlossen. Ebenso konnten 54 Patientinnen der Kontrollgruppe (69 %) mit vollständigen Daten zu T2 in die Analysen einbezogen werden. Zu T3 konnten in der IG noch 45 (58 %) und in der KG noch 50 (63 %) Teilnehmerinnen ausgewertet werden.

Studienteilnehmerinnen

Die Teilnehmerinnen waren im Durchschnitt 52 Jahre alt und hatten in mehr als 3/4 der Fälle Kinder. 14 % der Teilnehmerinnen berichteten von einer vorangegangenen depressiven Erkrankung und ein Drittel hatte bereits eine Psychotherapie absolviert. Trotz zufälliger Zuweisung zu den beiden Gruppen waren der HADS-Depressionswert und der Wert selbstkritischer Depression in der IG zum Zeitpunkt der Randomisierung signifikant höher als in der KG. Bezüglich aller anderen soziodemografischen und erkrankungsbezogenen Merkmale einschließlich der Depressionsdiagnosen bestanden zwischen den beiden Gruppen keine Unterschiede. Zum Zeitpunkt der Randomisierung wurde bei über 70 % der Teilnehmerinnen eine depressive Episode diagnostiziert (bei 11,6 % eine wiederkehrende depressive Episode). 9,0 % wiesen eine Dysthymie auf und 20,5 % hatten eine Anpassungsstörung. 10,3 % der Teilnehmerinnen nahmen antidepressive Medikamente ein. 90 % der Teilnehmerinnen waren erstmalig an einem Tumor erkrankt (Tumorstadium I bis III). 89 % der Patientinnen wurden operiert (ca. 2/3 mit brusterhaltender Operation). 86,8 % der Teilnehmerinnen waren aktuell in onkologischer Behandlung bzw. hatten diese gerade abgeschlossen (71,8 % Radiotherapie, 59,0 % Hormontherapie, 8,3 % Herceptintherapie, 57,7 % Chemotherapie).

Am Ende der Behandlung wiesen beide Gruppen vergleichbare Abbruchraten auf (IG 34,6 % und KG 30,8 %). Nach Beendigung der Behandlung wurde für beide Gruppen die Inanspruchnahme der medizinischen Versorgung erfasst. 68 (87,2 %) Teilnehmerinnen der Interventionsgruppe haben die Behandlung begonnen und 26 (33,3 %) der Teilnehmerinnen der KG gaben an, eine psychotherapeutische Behandlung nach Randomisierung gemacht zu haben. Patientinnen der IG erhielten im Durchschnitt 18 Psychotherapiestunden (SD=11,12; Range 0 bis 31 Sitzungen einschließlich bis zu fünf probatorische Sitzungen). Die Bandbreite von 0 bis 31 Sitzungen erklärt sich einerseits durch Patientinnen der IG, welche sich gegen eine Therapie entschieden hatten (0 Sitzungen) und Patientinnen, bei welchen fünf probatorische Sitzungen und eine Anamnesesitzung vor Beginn der Anwendung des Manuals stattfanden. Patientinnen der KG erhielten im Mittel 2,4 Sitzungen Psychotherapie außerhalb der Studie (SD=5,19; Spanne von 0 bis 24 Sitzungen). Patientinnen, die als vollständige Teilnehmerinnen an der IG (mind. 5 Therapiesitzungen) klassifiziert wurden, erhielten im Durchschnitt 20 (SD=4,69) Therapiesitzungen (ohne probatorische Stunden); 13 % erhielten bis zu 20,56 % genau 20 und 31 % mehr als 20 Therapiesitzungen. Es ergaben sich keine Unterschiede zwischen Drop-outs und vollständigen Teilnehmerinnen hinsichtlich soziodemografischer und (für die Baseline vorliegender) erkrankungsbezogener Variablen.

Allerdings war die Zeit zwischen der Randomisierung und der Datenerhebung nach Ende der Behandlung in der IG deutlich länger (Mittelwert: 56 Wochen; SD=13,6) als in der Vergleichsgruppe (Mittelwert: 37 Wochen; SD=9,0; t=9,06; p<0,001). Es zeigte sich auch ein statistischer Trend zu einer höheren Rate antidepressiver Medikation in der IG (40,4 % im Vergleich zu 23,9 % in der KG; $\chi^2=2{,}901$; p=0,089). Daher wurden diese beiden Variablen als Kontrollvariablen in die logistischen Regressionsanalysen bzw. Kovarianzanalysen integriert.

Remission der Depression

Abbildung 2 zeigt die Remissionsraten (nach gekoppeltem Zielkriterium, d. h. keine Depressionsdiagnose im SKID *und* HADS-D-Verbesserung um mind. 2 Punkte) für IG und KG nach Behandlungsende. Als hauptsächliche Auswertung wurde die sogenannte Intention-to-treat-Analyse (ITT) durchgeführt, in die alle randomisierten Patientinnen aufgenommen wurden, die die Behandlung (oder Kontrollbedingung) begonnen hatten, auch wenn sie später die Behandlung abbrachen. Dadurch fehlende Daten wurden durch die Methode der multiplen Imputation ermittelt und der Datensatz damit vervollständigt. Die Remissionsrate von 44 % in der Interventionsgruppe war dabei fast zweimal so hoch wie die Rate der Kontrollgruppe mit 23 % (ITT-Analyse; p=0,007). Bei der Per-Protokoll-Analyse wurden nur die abgeschlossenen Behandlungen bzw. vollständig erhobene Fälle einbezogen. Dann stieg die Rate der Remission bei der IG auf 56 % und bei der KG auf 33 % (p=.020).

Für das Zielkriterium Remission nach Ende der Behandlung wurden binärlogistische Regressionen berechnet. Als Prädiktoren wurden Behandlungsgruppe, Studienzentrum, der Baseline-HADS-Wert, die Zeit zwischen Randomisierung und Ende der Behandlung sowie in der Zwischenzeit erhaltene antidepressive Medikation verwendet. Auch wenn man neben der (nicht signifikanten) antidepressiven Medikation die (signifikante) Zeit zwischen Randomisierung und Ende der Behandlung berücksichtigte, blieb doch als stärkster Prädiktor der Remission die Gruppenzugehörigkeit (IG), mit einer Odds-Ratio (OR) von 7,64 (p<0,001), was für eine Überlegenheit der psychodynamischen Kurzzeittherapie der Depression bei Krebskranken gegenüber der Kontrollbedingung spricht.

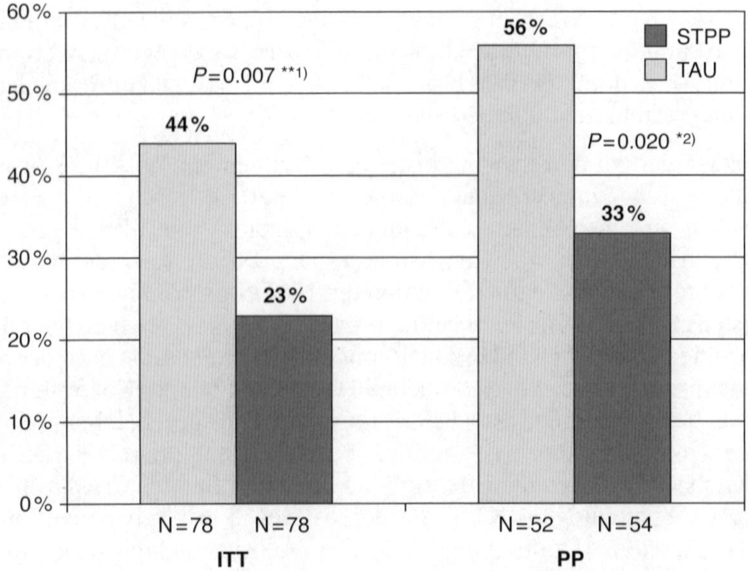

Anmerkungen: Drop-outs (IG: N=*26*; KG: *N=25*) als Non-Remission gewertet; 1) $\chi^2=7{,}38$; p=0,007; 2) $\chi^2=5{,}40$; p=0,020; ** p<0,01; * p<0,05.

Abbildung 2: Remission nach Behandlung: Intention-to-treat(ITT)- und Per-protocol(PP)-Analyse (STPP = Short-Term Psychodynamic Psychotherapy; TAU = treatment as usual)

Analyse der Lebensqualität

Als Grundlage der Analyse der *Lebensqualität* dienten die Daten des EORTC QLQ-C30 und EORTC QLQ-BR23. Für jede Lebensqualitätsdimension wurde eine ANCOVA (Kovarianzanalyse) mit den Variablen Gruppe und Studienzentrum (feste Effekte) und den Baseline-Werten der Depressivität (HADS-D), der entsprechenden Lebensqualitätsdimension und der Zeit zwischen Randomisierung und Nachuntersuchung als Kovariaten gerechnet.

Es ergaben sich statistisch signifikante Unterschiede zwischen IG und KG bei mittleren bis hohen Effektstärken zugunsten der IG hinsichtlich einer Verbesserung der Rollenfunktion (p<0,001; d=0,82), der globalen Lebensqualität (p<0,01; d=0,64), der emotionalen Funktion (p<0,01; d=0,63), des Schmerzerlebens (p<0,01; d=0,62) und der sozialen Funktion (p<0,01; d=0,60). Ebenso statistisch signifikant, jedoch mit kleinen Effektstärken (d<0,50) verbunden, waren die Unterschiede hinsichtlich der körperlichen Funktion (p<0,05; d=0,48) sowie der Skala Ängstlichkeit der HADS (p<0,05; d=0,48). In der HADS-Depressionsskala unterschieden sich die Gruppen dagegen hochsignifikant (p<0,001) bei hoher Effektstärke (d=0,82). In den weiteren Symptom- und Funktionsskalen des EORTC

QLQ-BR23 ergaben sich signifikante Unterschiede zugunsten der IG hinsichtlich geringerer Brustsymptome ($p<0,05$; $d=0,62$) sowie Behandlungsnebenwirkungen ($p<0,05$; $d=0,54$) und deutlich niedrigeren Werten in der Skala Ärger durch Haarverlust ($p<0,009$; $d=1,31$), wobei für die letzte Skala die Fallzahl deutlich niedriger ist.

Zusammenfassung der Ergebnisse der Wirksamkeitsstudie

Im Unterschied zu den meisten bisherigen Studien zur Wirksamkeit psychoonkologischer Interventionen (Faller et al., 2013), erfolgte der Studieneinschluss erst nach Diagnosestellung einer depressiven Erkrankung. Das Hauptzielkriterium war die Remission der Depression, festgestellt mittels SKID-I-Interview, sowie die Reduktion des HADS-Depressivitätswerts um mindestens 2 Punkte. Basierend auf einer ITT-Analyse erreichten über doppelt so viele Patientinnen (44 %) die Remission der Depression nach der psychodynamischen Kurzzeitpsychotherapie verglichen mit der Kontrollgruppe (23 %) in der „Treatment-as-usual"-Bedingung. Dies geschah bei 56 % vs. 33 % der Completer. Basierend auf Per-Protokoll-Analysen des HADS-Depressivitätswertes lagen die Effektgrößen im hohen Bereich ($d=0,82$), was frühere Untersuchungen (KVT mit depressiven Brustkrebspatientinnen, $d=0,34$) übersteigt (Duijts et al., 2011). Depressive Brustkrebspatientinnen können demnach mit einer psychodynamischen Kurzzeitpsychotherapie genauso wirksam behandelt werden wie depressive Patienten ohne Krebserkrankung ($d=0,68$; Cuijpers et al., 2008). In den Post-Treatment-Analysen ergeben sich außerdem deutliche Verbesserungen in einigen Funktionsbereichen der Lebensqualität mit moderaten Effektstärken.

Die Auswertung zum Katamnesezeitpunkt (1/2 Jahr nach Beendigung der Therapie bzw. letzter Befragung) ist aufgrund der zu berücksichtigenden Gruppenunterschiede bei Therapiebeginn und der substanziellen Drop-out-Quoten noch nicht abgeschlossen; hier muss auf künftige Publikationen verwiesen werden.

6 Erfahrungen bei der Durchführung der Behandlung

6.1 Barrieren gegenüber der Behandlung

Angst vor Stigmatisierung

Einige Patientinnen äußerten Stigmatisierungsängste, d.h. sie fürchteten, sich nicht nur körperlich krank, schwach oder beschädigt zu fühlen, sondern auch psychisch auffällig und unzulänglich zu sein. Dies galt beispielsweise für manche ältere Patientinnen, die noch keine Vorerfahrungen mit Psychotherapie hatten.

In der akuten Behandlungsphase fühlten sich viele Patientinnen durch die intensive und oft nebenwirkungsreiche onkologische Behandlung überfordert. Selbst wenn sie psychisch deutlich belastet waren, hatten manche das Gefühl, wenig Zeit oder Energie für eine zusätzliche psychotherapeutische Behandlung zu haben.

Unter dem Schock der akuten Krebsdiagnose neigten manche Patientinnen dazu, Implikationen ihrer Krankheit zu verleugnen und vermieden die Auseinandersetzung mit ihrer depressiven Erkrankung durch Abbruch oder Fernbleiben von weiteren Gesprächen oder Therapien.

Die gezielte frühe Aufklärung von Krebspatienten über mögliche seelische Begleiterkrankungen und deren Auswirkungen wie auch Behandlungsmöglichkeiten hat sich in den letzten Jahren sowohl durch die wachsende Präsenz von Psychoonkologen im stationären Bereich, Angebote der Krebsberatungsstellen andererseits durch eine deutlich präsentere Darstellung in den öffentlichen Medien erheblich verbessert und kann Stigmatisierungsängsten, Überforderungsgefühlen entgegenwirken sowie die Behandlungsmotivation und Akzeptanz positiv beeinflussen.

6.2 Anforderungen an Therapeuten

Konfrontation mit eigenen Ängsten

Die psychotherapeutische Behandlung Krebskranker erfordert nicht nur eine hohe psychotherapeutische Kompetenz, sondern konfrontiert Behandler auch mit eigenen Ängsten vor Krankheit, Tod, Alleinsein, Siechtum und den Grenzen einer Psychotherapie. So überrascht nicht, dass Schwarz et al. (2006) in einer Untersuchung mit ambulanten Psychotherapeuten auf erhebliche

Vorbehalte gegenüber der Arbeit mit Krebskranken stießen. Nach unserer Erfahrung geben ein manualisiertes Vorgehen und entsprechende Schulungen bzw. Supervisionen die erforderliche Sicherheit für Therapeuten, auch wenn diese noch wenige Erfahrungen in der Behandlung Krebskranker sammeln konnten. Zur Erweiterung psychoonkologischer Kompetenzen bieten sich im Rahmen der „Weiterbildung Psychosoziale Onkologie e. V." unterschiedliche Fort- und Weiterbildungscurricula für Psychotherapeuten an (weitere Informationen im Anhang).

Aktive Motivation und Aufklärung

Nicht selten war es erforderlich, Patientinnen aktiv zur Behandlung zu ermutigen und zu motivieren und beispielsweise Stigmatisierungsängsten durch ergänzende Informationen über Depressionen und Behandlungsmöglichkeiten (vgl. Paktgespräch) entgegenzuwirken.

Deutlich wurde, dass es Patientinnen gibt, welche ihre Hoffnung auf ein Überleben mit der Psychotherapie im Sinne eines „aktiven Kampfes gegen den Krebs" oder „fight for life" nähren möchten. Wie in Kapitel 3.2.1 dargestellt, ist die Befundlage hinsichtlich einer Lebensverlängerung durch Psychotherapie kontrovers. So soll hier nochmals darauf hingewiesen werden, dass Patienten wie Psychotherapeuten vom Druck entlastet werden sollen, durch Psychotherapie eine Lebensverlängerung oder gar Krebsheilung anzustreben. Vielmehr sollte das primäre Ziel der Behandlung darin bestehen, das Leben mit der Erkrankung zu erleichtern und damit die Lebensqualität zu verbessern. Überhöhte Ansprüche an die Psychotherapie müssen im Rahmen der Vorgespräche besprochen werden, sonst wird ein Krankheitsprogress verstärkt auf ein „Versagen" der Patientin zugeschrieben. Häufig ist die enttäuschte Hoffnung auch Anlass für verfrühte Therapieabbrüche, denen mit einer Klärung der Erwartungen im Paktgespräch entgegengewirkt werden kann. Ein Therapieabbruch kann so auch als Flucht vor der Auseinandersetzung mit der Erkrankung und der Trauerarbeit verstanden werden.

Hohe Anforderungen an Flexibilität und Aktivität

Anders als bei Patienten mit primär psychischen Störungen ist es manchmal schwer, ein abgegrenztes Therapiesetting zu definieren. Es ist mit teils unabsehbaren Unterbrechungen der Therapie zu rechnen, wenn die Patienten körperlich zu geschwächt sind oder erneut einen stationären Aufenthalt in einem Krankenhaus wahrnehmen müssen bzw. wenn die Patienten zwischen verschiedenen Institutionen oder auch zwischen der ambulanten und stationären Behandlung wechseln. Längere Krankheits- und Ausfallszeiten und die Beteiligung unterschiedlicher Behandler stellt an Psychotherapeuten hohe Anforderungen an Flexibilität und Aktivität, wenn beispielsweise in der Anschlussheilbehandlung Antidepressiva aufdosiert werden oder wenn Behandler andere psychotherapeutische Settings empfehlen.

Häufig haben Angehörige Schwierigkeiten, mit der Erkrankung offen umzugehen („meine Familie spielt mir den Optimismus nur vor"), was oft unmittelbar Auswirkungen auf das Erleben der individuellen Erkrankung haben kann. Viele Partner äußern Verpflichtungsgefühle („... ich darf meine Partnerin nicht verlassen, das würde sie nicht verkraften"). Belastend kann auch der Rollenwechsel innerhalb der Partnerschaft erlebt werden („... ich bin doch immer die Starke gewesen"). Dann kann es wichtig werden, mit Familienangehörigen in Kontakt und Austausch zu kommen bzw. zwischen den Beteiligten zu vermitteln.

6.3 Kooperation mit somatischen Kollegen im Rahmen eines Gesamtbehandlungsplans

Abstimmung zwischen Behandlern

Eine effektive Behandlung von Depressionen und Angststörungen bei Tumorpatienten setzt die enge Kooperation und Abstimmung zwischen den behandelnden Ärzten, Psychoonkologen und Pflegenden voraus, sowohl im Hinblick auf die Diagnostik als auch im Hinblick auf eine optimale Behandlung somatischer Ursachen, möglicher Auslöser und Symptome. Bei der Wahl einer individuell geeigneten psychopharmakologischen Therapie sollten alle diese Faktoren mit einbezogen werden. Außerdem sind bei den Therapieempfehlungen die Präferenzen der Patienten hinsichtlich psychotherapeutischer und psychopharmakologischer Behandlung zu berücksichtigen (Hodges et al., 2009). Auch vor diesem komplexen Hintergrund ist die von Schwarz et al. (2006) gefundene Zurückhaltung bzw. Unsicherheit von Psychotherapeuten zu sehen, Krebskranke in Behandlung zu nehmen.

Die Behandlung von Tumorpatienten mit Psychotherapie bzw. Psychopharmaka sollte nach der Leitlinie „Psychoonkologische Diagnostik, Beratung und Behandlung von erwachsenen Krebspatienten" (Leitlinienprogramm Onkologie, 2014) daher immer in ein psychoonkologisches Gesamtbehandlungskonzept eingebettet sein (Leitlinienprogramm Onkologie, 2014, S. 24): „Dabei sollten vor jeder psychopharmakologischen und auch psychotherapeutischen Therapie die medizinischen Mit-Ursachen bzw. Auslöser berücksichtigt und in das onkologische Behandlungskonzept einbezogen werden. Dazu zählen:

- optimale Symptomkontrolle von Schmerzen, Atemnot, Übelkeit, Fatigue usw.; Korrektur von Elektrolytstörungen
- die Diagnostik und Behandlung von tumorbedingten Ursachen (z. B. ZNS-Metastasen, ZNS-Tumoren, Meningeosis, endokrine Störungen, Hyperkalzämie)
- Abklärung des Einflusses potenziell depressiogener Medikamente (z. B. Steroide, Interferon, Tyrosinkinase-Inhibitoren)
- die Berücksichtigung von Entzugszuständen (z. B. Opiate, Benzodiazepine, Alkohol)

- die Berücksichtigung und Modifizierung potenziell angstauslösender Medikation (z. B. Kortikosteroide, Metoclopramid, Benzodiazepine)
- diagnostische Abklärung von Verwirrtheitszuständen (z. B. Delir)."

6.4 Kombination mit Psychopharmaka

Psychopharmaka

Zur Wirksamkeit psychopharmakologischer Behandlungen bei Tumorpatienten gibt es zwei systematische Reviews von randomisiert-kontrollierten Studien (vgl. Keller, 2011; Rodin et al., 2007) sowie ein aktuelles Cochrane-Review von Rayner et al. (2010). Diese fanden Hinweise auf die Wirksamkeit antidepressiver Medikation in der Behandlung klinisch relevanter Depression bei Tumorpatienten und bei der Prävention einer majoren Depression unter Hochdosis-Interferon-Therapie. Tumorpatienten mit leichteren oder unterschwelligen depressiven Störungen oder mit anderen, nicht depressiven Symptomen (z. B. Fatigue während Chemotherapie) profitierten nicht erkennbar von einer antidepressiven Therapie. Zur Wirksamkeit einer antidepressiven Behandlung zusätzlich bzw. ergänzend zu einer Psychotherapie erlaubt der aktuelle Wissensstand bei Tumorpatienten keine evidenzbasierte Empfehlung. Legt man die evidenzbasierte Empfehlung in der NVL Depression zugrunde, ist eine Kombination von Psychotherapie und Medikation bei akuten schweren depressiven Episoden zu empfehlen.

Bei depressiven Störungen ohne somatische Komorbidität ist der Zusammenhang zwischen initialer Schwere der Depression und der Effektivität von psychotherapeutischer bzw. antidepressiver Therapie gut belegt (Kirsch, 2008), daher sollte bei den Therapieempfehlungen der Schweregrad berücksichtigt werden.

Eine besondere Behandlungssituation stellt sich bei Brustkrebspatientinnen unter Tamoxifen. Die Gruppe der SSRI weist erhebliche Unterschiede auf, was Interaktionen mit dem Cytochrom-P-450-System betrifft. Starke CYP2D6-Inhibitoren verhindern die Umwandlung von Tamoxifen (TAM) in das biologisch wirksame Endoxifen, und reduzieren damit die antitumorale Wirksamkeit. Ergänzend zu In-vitro-Studien wurde die klinische Relevanz in einer Studie anhand einer erhöhten krebsbedingten Mortalität von Brustkrebspatientinnen unter TAM und Paroxetin, in geringerem Ausmaß unter Sertralin, gezeigt, während kein Einfluss von Citalopram, Fluoxetin/Fluvoxamin und Venlafaxin auf die krebsbedingte Mortalität festzustellen war (Kelly et al., 2010). Brustkrebspatientinnen unter Tamoxifen sollen daher keine SSRI mit starker inhibitorischer Aktivität erhalten (Kelly, 2010; vgl. „Leitlinie Psychoonkologische Diagnostik, Beratung und Behandlung von erwachsenen Krebspatienten"; Leitlinienprogramm Onkologie, 2014).

6.5 Umgang mit der Therapiedauer

Viele Bedenken weckte anfänglich bei Therapeuten das zeitlich befristete Kurzzeittherapiesetting, vor allem wenn der akuten depressiven Erkrankung eine komplexe Vorgeschichte psychischer Probleme, chronische Beziehungskonflikte oder Persönlichkeitsstörungen vorausgingen. Wie unsere Behandlungsstatistik zeigt, gelang es dennoch weitestgehend, den gesteckten Behandlungsrahmen von 20 Stunden plus bis zu 5 probatorischen Sitzungen einzuhalten. Die frühzeitige Beachtung und ggf. Förderung einer tragfähigen positiven Beziehung diente als Basis der therapeutischen Arbeit und wirkte zugleich der Demoralisierung, Hilflosigkeit und Hoffnungslosigkeit entgegen. Auch wurde die Fokussierung auf ein Thema, das ZBKT, und auf erreichbare Therapieziele von Therapeuten wie von Patientinnen als hilfreich erlebt. Dies machte es möglich, die Depression auf dem Hintergrund des aktuellen Krankheitsgeschehens zu fokussieren, ohne die Patientinnen zu überfordern. Die Trauer über die zeitliche Begrenztheit der Therapie kann nach unseren Erfahrungen in der Übertragung zum Therapeuten als Modell dienen, die Trauer über Verluste und Einbußen im Kontext der Krebserkrankung durchzuarbeiten. Bleibt eine Patientin in einem instabilen Zustand und die Therapie konnte die Depression nicht hinreichend bessern, sollte eine Weiterbehandlung erwogen werden. Hier sollte geprüft werden, inwieweit auch andere Behandlungsformen, insbesondere pharmakologische, in Kombination mit Psychotherapie oder auch eine verhaltenstherapeutische Behandlung in Betracht kommen.

7 Fallbeispiele

Beide Frauen, die in den folgenden Fallbeispielen die Arbeit am ZBKT depressiver Krebspatienten veranschaulichen sollen, wurden im Rahmen der Studie „Wirksamkeit psychodynamischer Kurzzeitpsychotherapie depressiver Brustkrebspatientinnen" behandelt. Sie wurden während ihrer Behandlung mit dem HADS-D gescreent und wiesen beide auf der Skala „Depression" einen Wert größer acht auf. Anschließend wurde eine Diagnostik mit dem Strukturierten Klinischen Interview nach DSM-IV (SKID, Wittchen et al., 1997) durchgeführt, die das jeweilige Vorliegen einer depressiven Episode belegte.

Während in Fallbeispiel I die Patientin erstmalig an einer Depression erkrankte und keine strukturelle Störung aufwies, gestaltete sich die Behandlung der Patientin in Fallbeispiel II als komplexer, da diese aufgrund andauernder Traumatisierung in Kindheit und Jugend deutliche Ich-strukturelle Beeinträchtigungen aufwies. Dennoch konnten beide Patientinnen im Hinblick auf ihre depressive Störung im Rahmen der Brustkrebserkrankung erfolgreich behandelt werden.

7.1 Fallbeispiel 1

Frau F., 52 Jahre, duktales Carcinoma in situ (DCIS), leichte depressive Episode vor dem Hintergrund einer depressiven Neurosenstruktur.

Erstkontakt und lebensgeschichtlicher Hintergrund

Zur ersten Sitzung erschien eine gepflegte, blonde Frau, die zunächst selbstbewusst in Kontakt trat. Sie berichtete strukturiert und sachlich von der Diagnose des Carcinoma in situ und der bisherigen Behandlung. Der Zufallsbefund im Rahmen des Mammografiescreenings habe sie sehr erschüttert. Erst einige Zeit zuvor habe sie endlich einen Umgang mit ihrer zwei Jahre zuvor diagnostizierten chronisch entzündlichen Darmerkrankung (CED; Morbus Crohn) gefunden. Bis zu dieser Erkrankung sei sie stets gut zurechtgekommen. Die ersten Schübe der CED und die medikamentöse Einstellung hätten zwar viel Zeit und auch belastende Momente mit sich gebracht, sie habe sich jedoch immer rasch erholt und ihre Tätigkeit als Leitungsperson in einer großen sozialen Einrichtung habe nie darunter gelitten. Mit der Brustkrebsdiagnose habe sie jedoch von heute auf morgen die Kraft verlassen. Sie fühle sich niedergeschlagen, antriebs- und freudlos. Darüber hinaus esse sie aus Frust und habe Ein- und Durchschlafprobleme. Seit der Diagnosestellung sei sie arbeitsunfähig. Während diesen Schilderungen fing die Patientin an zu weinen, wofür sie sich schämt.

Biografie. Die Patientin sei als Nachzüglerin geboren. Ihre erheblich ältere Mutter sei Hausfrau gewesen. Sie habe ihre Mutter als dominante, leistungsorientierte und wenig emotionale Person in Erinnerung. Über viele Jahre habe sie das Gefühl gehabt, den Ansprüchen ihrer Mutter nicht gerecht werden zu können. Der Vater sei humorvoller, aber ebenfalls wenig emotional gewesen. Von ihm habe sie sich ernst genommen gefühlt. Er sei sehr belesen gewesen und habe viel mir ihr diskutiert. Ihr Bruder sei 19 Jahre älter als sie. Zu ihm habe immer ein sehr enges Verhältnis bestanden. Heute lebe er weit weg, werde aber von ihr regelmäßig besucht. In der Erziehung hätten die Eltern sehr viel Wert auf Sparsamkeit und gute Schulbildung gelegt. Prägend sei für Frau F. ein Umzug im Alter von sechs Jahren gewesen. Sie seien damals aus einer Mietwohnung in ein eigenes Haus umgezogen, welches jedoch so weit von ihrem vorherigen Wohnsitz weg lag, dass die Patientin die Schule wechseln musste und ihre früheren Freunde nicht mehr habe sehen können. Das habe sie sehr belastet. Sie habe sich fremd und einsam gefühlt, vor allem weil die Eltern, die stolz auf das eigene Haus gewesen seien, nicht hätten nachvollziehen können, warum die Tochter traurig war. Im gleichen Jahr sei sie an Asthma bronchiale erkrankt, was sie sehr beeinträchtigt habe. Sie sagte über sich: „Ich war ein fröhliches Kind, musste aber viel zurückstecken und war oft im Krankenhaus oder in Kur." Sie habe in der neuen Umgebung kaum Anschluss an Gleichaltrige gefunden. Nach dem Abitur sei sie für ein Praktikum in ein anderes Bundesland gegangen. Da in dieser Zeit jedoch ihr Vater verstarb, sei sie nach Hause zurückgekehrt und habe das Studium der Sozialpädagogik aufgenommen. Heute sei sie promoviert und arbeite als Leiterin einer großen sozialen Einrichtung. Das Berufsfeld reize sie sehr, allerdings fühle sie sich in den letzten Jahren häufig überlastet. Frau F. sei verheiratet und habe mit ihrem Mann zwei gemeinsame Kinder. Das Familienleben sei bis zur Erkrankung intakt gewesen. Es habe alltägliche Probleme im Beruf, der Ehe oder in der schulischen Entwicklung der Kinder gegeben. Seit der Brustkrebsdiagnose fühle sich Frau F. jedoch oft alleine in ihrer Not. Die Familie verstehe nicht, warum sie plötzlich so belastet reagiere, da sie früher immer alles weggesteckt habe. Sie habe das Gefühl, dass ihre Tochter ihre derzeitige Schwäche besonders ausnutze, um ihre Wünsche durchzusetzen. Ihr Mann unterstütze sie wenig im Haushalt und im Alltag, da er meist arbeitsbedingt abwesend sei.

ZBKT

Für die Patientin konnte folgendes ZBKT erarbeitet und mit ihr besprochen werden:

W: „Ich wünsche mir Anteilnahme und Geborgenheit im Zusammenhang mit meiner Erkrankung."

RO: „Doch die anderen versuchen, mit schnellen Lösungsvorschlägen alles wieder ins Lot zu bringen, und, wenn dies nicht funktioniert, wenden sie sich ab."

RS: „Ich reagiere dann mit Rückzug und bin distanziert."

Psychodynamisch relevant erschien ein oraler Bindungs-Grundkonflikt im Sinne eines Konfliktes zwischen Versorgungsbedürfnissen vs. Schuld.

Anfangsphase der Therapie

Zu Beginn der Behandlung konnte die Patientin, ermutigt durch die supportiven Interventionen, Kummer und Trauer zulassen, was von vielen Tränen begleitet wurde und Schuld- und Schamgefühle aufleben ließ. Bereits hier konnte mit Frau F. unter Zuhilfenahme des ZBKT an ihrem depressiven Grundkonflikt gearbeitet werden. Es konnte aufgedeckt werden, dass die 52-Jährige sich in für sie „schwachen Momenten" selbst wenig wertschätzend und anerkennend begegnet. So tat sie unter Tränen ab, dass sie ihre Krebserkrankung belaste. Sie verleugnete den Krankheitswert und sagte immer wieder: „War ja nur ein DCIS." Sie verhielt sich also selbst ganz im Sinne ihres ZBKT und erwartete von sich einen schnellen Lösungsvorschlag, den es zu beherzigen galt. Frau F. fiel es schwer, milder mit sich umzugehen und die aufkommenden Schuldgefühle vor dem Hintergrund ihrer Herkunftsfamilie zu beleuchten, und sie trieb sich immer weiter in die Überforderung, in dem sie von sich abverlangte, zu funktionieren und zu interagieren wie vor ihrer Krebserkrankung. So kam es, dass sie weinend im Garten vor ihren Blumen saß, nach Theaterbesuchen zusammenbrach, weil sie sich körperlich und seelisch verausgabt hatte. Hinzu kam, dass sie sich unter Druck setzte, bald wieder in Vollzeit arbeiten zu gehen. Als sie dann im Rahmen der Strahlentherapie ein Lymphödem im Arm entwickelte, bröckelte die Abwehr. Die Verleugnungs- und Verdrängungsmechanismen der Patientin griffen nicht mehr und sie begann, sich ihren Schuldgefühlen und ihrer Krebserkrankung zu stellen. Mit zunehmender Erleichterung stellte Frau F. für sich fest, dass es gut tat, die Krebserkrankung für sich anzuerkennen: „Ich spüre, dass es mir gut tut, meine Traurigkeit und Ängste im Zusammenhang mit meiner Erkrankung anzunehmen."

Mittlere Therapiephase

Nachdem es Frau F. gelungen war, sich selbst anzuerkennen, konnte sich die Arbeit am ZBKT expressiver gestalten. Sie erarbeitete für sich, dass sie sich mehr zeigen und auf ihre Wünsche deutlicher hinweisen müsse, um von ihrem Gegenüber das zu erhalten, wonach sie sich sehne. Vor allem im Kontakt mit ihrem Mann und in der Auseinandersetzung mit ihrem Vorgesetzten am Arbeitsplatz gelang ihr dies gut. Ihr Mann zeigte sich sogar erfreut darüber, dass seine Frau konkretere Wünsche äußerte, auf die er eingehen konnte. Das Paar kam sich dadurch wieder näher und fand einen ausgeglicheneren Umgang miteinander. Am Arbeitsplatz begegnete man ihr mit ihrem Wunsch, Verantwortung zu delegieren, überraschend positiv. Frau F. musste erstaunt erkennen, dass dort niemand wusste, dass sie sich bereits vor ihrer Krebserkrankung häufig überfordert und allein gelassen gefühlt habe. Sie konnte eine Stellenreduktion und die Neueinstellung einer Person zur Entlastung aushandeln. In den Sitzungen gelang es, alternative Freizeitbeschäftigungen zu erarbeiten, da Frau F. sich inzwischen eingestehen konnte, dass sie sich nicht ausreichend belastbar für ihre vorherigen Leidenschaften „Gartenarbeit“ und „Theaterbesuche“ fühlte. Sie begann, regelmäßig zum Schwimmen zu gehen (mit positivem Effekt bzgl. des Lymphödems), machte jeden Morgen Yoga und las viel. In dieser Zeit entstand der Wunsch des Ehepaares, das gemeinsame Haus zu renovieren. Sie nahmen einen kleinen Kredit auf, um sich selbst nicht zu überlasten.

Abschlussphase

In den letzten Sitzungen begann die stufenweise Wiedereingliederung der Patientin. Trotz kleinerer Rückschläge zu Beginn (Überstunden schlichen sich ein, das Delegieren fiel zunächst schwer), gelang ihr die Rückkehr an den Arbeitsplatz sehr gut. Sie freute sich über die gewonnene Freizeit durch die Stundenreduktion und ging nach der Arbeit häufig zum Schwimmen. Im weiteren Verlauf gelang es ihr, ihre früheren Freizeitaktivitäten wieder aufzunehmen. Vor allem die Möglichkeit, wieder ins Theater gehen zu können, freute die Patientin sehr. Der damals anstehende Nachsorgetermin blieb ohne Befund, was Frau F. zudem enorm erleichterte.

Allerdings zeigte sich, dass mit zunehmender Stabilisierung der Patientin ihre Familienmitglieder dekompensierten. Ihr Mann fühlte sich plötzlich ausgebrannt und hatte mit deutlichen Blutdruckproblemen zu kämpfen, die ihn über einige Zeit arbeitsunfähig werden ließen. Die Kinder verzeichneten beide einen größeren Leistungsabfall in der Schule. Die Tochter verweigerte Leistungen und zog sich von der Familie eher aggressiv zurück. Der Sohn fiel so drastisch in den schulischen Leistungen ab, dass seine Versetzung gefährdet war. Die Patientin begegnete ihrer Familie zunächst ähnlich streng wie sich selbst zu Beginn der Therapie. Dies ließ sich jedoch gut in den Stunden beleuchten, sodass die Familie einen guten Umgang mit den kritischen Lebensereignissen finden konnte. Frau F. erlaubte der Tochter eine Auszeit, in der sie sich ihrer Fotografie widmen konnte, in der sie rasch wieder Halt fand und sich für ein Studium begeistern konnte. Der Sohn durfte die Schule wechseln, was für das Ehepaar zuvor undenkbar gewesen wäre. Und Frau F. und ihr Mann gönnten sich, nachdem es möglich war, die Kinder ein Stück loszulassen, einen gemeinsamen Urlaub, in dem sich auch ihr Mann regenerierte.

Fazit

In diesem Fallbeispiel zeigt sich, wie die Anwendung des Manuals im Rahmen einer Kurzzeittherapie dazu beitrug, dass sich die depressive Episode der Patientin vollständig zurückbildete, die Belastungen im Rahmen der Krebserkrankung anerkannt und verarbeitet werden konnten und eine Lockerung der Abwehr stattfand. Maladaptive, selbstüberfordernde Muster im Umgang mit sich und mit anderen hatten unter dem zusätzlichen Druck und der Bedrohung durch die Krebserkrankung zur Depression geführt. Diese zu erkennen und anzuerkennen ermöglichten ihr eine Neuorientierung sowohl in ihrer Familie als auch am Arbeitsplatz. Neben der Wiederherstellung der Arbeitsfähigkeit der Patientin ist besonders auf die vollständige Wiedererlangung der Lebensqualität hinzuweisen, die sogar einen enormen Zugewinn durch neue Ressourcen und eine glücklichere, nähere Beziehung zum Ehemann der Patientin mit sich brachte.

7.2 Fallbeispiel 2

Frau H., 65 Jahre, schlecht differenziertes Mamma-Ca, mittelgradige depressive Episode, andauernde Persönlichkeitsveränderung nach Extrembelastung (Komplex-Trauma) vor dem Hintergrund einer zwanghaften Neurosenstruktur bei mäßig integriertem Strukturniveau.

Erstkontakt und lebensgeschichtlicher Hintergrund

Aufgewachsen sei die Patientin in einer wohlhabenden, streng katholischen Landwirtsfamilie in einer ländlichen Gegend. Die Mutter habe eigentlich in ein Kloster eintreten sollen. Sie habe dies nicht gewollt, man habe sie dann gegen ihren Willen mit dem wesentlich älteren Vater der Patientin verheiratet. Die Mutter habe ab diesem Zeitpunkt kaum noch gesprochen. Die Patientin sei als älteste Tochter in die Familie geboren worden. Die Mutter habe anschließend lange im Kindbettfieber gelegen. Danach habe sie sich nie wieder vollständig erholt, was die Patientin allerdings auch auf die Geburt weiterer acht Kinder in kurzer zeitlicher Folge zurückführte. Der älteste Bruder und eine der Schwestern seien die Lieblingskinder der Mutter gewesen und stets in der Familie bevorzugt worden. In der Familie habe man nur auf Geheiß sprechen oder spielen dürfen. Nachdem die Patientin ca. fünf oder sechs Jahre alt gewesen sei, habe sie nicht mehr mit ihren Geschwistern spielen dürfen, sondern habe im Haushalt, in der Pflege und Versorgung der Geschwister und auf dem Hof der Eltern helfen müssen. Die Eltern hätten ihr immer wieder unterstellt, dass sie nicht gut genug geputzt oder gekehrt habe und häufig sei sie dann ohne Essen ins Bett geschickt worden. Der Alltag sei geprägt gewesen von religiösen Ritualen. Man habe vor dem Vater beichten und jeden Tag zur Kirche gehen müssen. Häufig habe es Besuch von Verwandten, vor allem von einem Onkel, gegeben. Die Besuche seien für die Patientin sehr ambivalent besetzt gewesen. Einerseits habe sie sich sehr über die Abwechslung und „das Leben im Haus" gefreut, andererseits habe der Onkel sie häufig vor anderen an Brust oder Gesäß angefasst und alle hätten es geduldet. Sie habe sich sehr geschämt und geekelt.

Weiter gab es schwierige Situationen in der psychosexuellen Entwicklung der Patientin. Einmal habe sie als junges Mädchen nicht zur Kirche gehen können, da sie sehr starke Unterleibskrämpfe aufgrund ihrer Periode gehabt habe. Nach dem Gottesdienst sei der Pfarrer zu ihnen nach Hause gekommen und habe sie mit einem Gürtel gezüchtigt, damit sie sühne für die versäumte Messe. Zu anderen Kindern habe sie keinen Kontakt haben dürfen. In der Schule habe sie so oft gefehlt, da sie auf dem Hof helfen musste, dass sie auch dort nur als Außenseiterin gegolten habe. Die Mutter starb im 17. Lebensjahr der Patientin. Nach dem Tod der Mutter sei beschlossen worden, dass Frau H. in ein Kloster gehen solle. Um dem Kloster zu entgehen, sei sie von einem verheirateten Mann schwanger geworden. Ihre Familie habe dies scharf verurteilt. Keiner habe mehr mit ihr gesprochen – auch ihre Geschwister nicht. Nach der Geburt der Tochter habe sie ihren heutigen Ehemann kennengelernt, mit dem sie ebenfalls eine Tochter bekam. Während der Zeit der Erziehung ihrer Kinder habe sie nicht mehr an ihre Vergangenheit denken wollen. Viele Erinnerungen seien ihr entfallen und erst nach der Diagnose der Brustkrebserkrankung wieder bewusst geworden. Die Diagnose sei ein Zufallsbefund gewesen. Nach der Operation erhielt die Patientin eine Chemotherapie und anschließend eine Bestrahlung der Restbrust. Die Behandlung mit Tamoxifen 20 mg für fünf Jahre wurde empfohlen, doch lehnte die Patientin eine Antihormonbehandlung ab. Nach der Krebserkrankung sei sie zunehmend depressiv geworden.

ZBKT

W: „Ich wünsche mir Unterstützung im Alltag, sodass ich Raum für eigene Interessen habe."

RO: „Aber die anderen sehen nur ihre eigenen Belange und lassen mich für sich schuften.“

RS: „Daher ziehe ich mich enttäuscht und trotzig zurück.“

Psychodynamik und Struktur

Psychodynamisch relevant ist der anale Autonomie-Grundkonflikt der Patientin, der sich in einem Konflikt von Macht vs. Ohnmacht ausdrückt.

Strukturelle Defizite liegen bei der Patientin nach OPD-2 hauptsächlich in den Bereichen „Kommunikation nach außen“ (mangelnde Fähigkeit auf andere zuzugehen, Reziprozität) und „Selbststeuerung“ (Selbstwertregulierung, Affekttoleranz) vor.

Anfangsphase der Therapie

Bereits zu Beginn der Behandlung zeigten sich die ich-strukturellen Beeinträchtigungen der Patientin. Es war schwierig, mit ihr in Kontakt zu kommen. Sie schien extrem belastet, konnte aber kaum in Worte fassen, was sie innerlich bewegte. Die Patientin geriet zunehmend unter Druck, konnte aber für sich zumindest formulieren, dass sie Angst habe, dass die ganze Behandlung keinen Erfolg haben könnte. In Anbindung an das ZBKT, das den enttäuschten Rückzug des Selbst als Reaktion auf einen misslungenen Versuch der Kontaktaufnahme hervorhob, gelang es, mit der Patientin in Kontakt zu kommen. Die Verwendung des ZBKT gab der Patientin ausreichend Rahmen, um sich artikulieren zu können. Somit geriet sie innerlich weniger in Not und es gelang, sie auf ihr eigentliches Funktionsniveau anzuheben, sodass die therapeutische Arbeit zur Bewältigung der depressiven Problematik im Rahmen ihrer Krebserkrankung aufgenommen werden konnte. Explizit konnte herausgearbeitet werden, dass das Gefühl, innerlich stets diffus zu bleiben, selbst nicht zu wissen, was in ihr vorgehe und warum sie sich selbst nicht zu helfen wisse, dazu beitrage, dass sie sich nicht traue, mit anderen in Kontakt zu gehen. Sie erkannte, dass sie kaum Wünsche nach außen formuliere, da sie für sich selbst kaum wisse, worin ihre Bedürfnisse liegen könnten. Sie vermutete, dass sie deshalb auch depressiv geworden sei: „Ich habe mit 65 Jahren erkennen müssen, dass ich nicht gelebt habe, und jetzt weiß ich nicht einmal, was ich leben möchte.“ In den Sitzungen wurde dann darauf fokussiert, mit der Patientin daran zu arbeiten, ihre Bedürfnisse zunächst besser zu spüren. Das Hauptaugenmerk lag dabei zum einen auf der Auseinandersetzung mit der Familie und Herkunftsfamilie der Patientin. Frau H. erklärte nämlich, dass sie spüre, dass sie sich einen Kontakt wünsche, der nicht immer darauf ausgerichtet sei, dass sie etwas für ihr Gegenüber erledige. Jedoch habe sie Angst, abgelehnt zu werden. Im Kontakt mit ihren Töchtern gelang es ihr als erstes, sich zu öffnen und diesen Wunsch zu äußern. Diese waren überrascht und bestürzt, zu erfahren, wie belastet und einsam die Mutter sich fühle, obwohl sie in regelmäßigem Kontakt standen. Die jüngste Tochter, die die Mutter regelmäßig emotional beanspruchte und deren Rat in vielen Lebenslagen benötigte, suchte sich daraufhin ebenfalls psychotherapeutische Behandlung, um die Mutter zu entlasten. Bei ihrem Mann fand sie mit der Äußerung ihrer Bedürfnisse weiterhin wenig Gehör. Von ihm hätte sie sich gewünscht, dass er sie im Haushalt unterstützte und „sein Zeug selbst wegräumt".

Mittlere Therapiephase

Der Frust über die mangelnde Offenheit ihres Ehemannes schürte die Progredienzängste der Patientin: „Ich habe doch noch nichts vom Leben gehabt! Und wenn der Krebs wiederkommt, dann ist es vielleicht endgültig zu spät!" Im Rahmen dieses Erlebens wurde es für Frau H. wichtig, sich mit ihrer Herkunftsfamilie und ihrer Heimat auseinanderzusetzen. Sie erkannte, dass sie Heimweh hatte, obwohl ihr in ihrer Heimat so viel Schlechtes widerfahren sei. Sie fasste den Mut, sich mit einigen ihrer Geschwister auszusprechen, was zum Teil gelang. Dabei geriet sie zwar immer wieder in die Situation, die aufkommenden Affekte kaum aushalten zu können, konnte aber im Kontakt mit den anderen feststellen, dass es ihnen innerlich ganz ähnlich zu gehen schien wie Frau H. selbst. Frau H. zeigte sich positiv gestimmt darüber, zwar nicht in der Lage zu sein, ihre Affekte gut zu kontrollieren, aber zumindest die Möglichkeit zu haben, dies zu kommunizieren und sich nicht mehr so alleine zu fühlen. Durch das Gefühl, von den Geschwistern nicht mehr gänzlich abgelehnt zu sein, entwickelte sie mehr Zutrauen in ihre Eigenständigkeit und sie entwickelte den Wunsch, wieder in die Heimat zurückzukehren. Da ihr dort Land gehörte, auf dem sich ein abbruchreifes Haus befand, reifte in ihr der Entschluss, noch einmal dort zu bauen. Mit viel Elan und Begeisterungsfähigkeit setzte sie ihr Vorhaben in die Tat um. Ihren Mann stellte sie vor vollendete Tatsachen, der dann auch mitzog und Frau H. beim Bauvorhaben unterstützte. Neben dieser Entwicklung entdeckte Frau H. ihre Leidenschaft für Bücher neu („Ich habe in meiner Kindheit immer heimlich im Wald gelesen!") und fuhr zu einer philosophischen Tagung. Dort traute sie sich erstmals, sich zu Fremden an einen Tisch zu setzen und ein Gespräch zu beginnen. Dieser Kontakt gestaltet sich über die gesamte Tagung als angenehm, vom gemeinsamen Besuch der Vorträge bis hin zum gemeinsamen Abendessen. Frau H. kam sehr bewegt von dieser Tagung zurück. Sie habe sich nicht träumen lassen, dass es für sie möglich sein könnte, „ganz normal mit anderen zusammen zu sein".

Abschlussphase

Die letzten Therapiestunden fanden in immer größeren Abständen statt. Sicherlich vermied die Patientin damit auch zunächst den anstehenden Abschied und versuchte so, die entstandene Nähe zur Therapeutin zu regulieren. Aber es ist auch ersichtlich, dass Frau H. in dieser Zeit häufig in ihrer Heimat und mit dem Bau des Hauses beschäftigt war und so den Weg in eine zunehmend reale Autonomie fand.

Fazit

Die mittelgradige depressive Episode der Patientin hatte sich zum Ende der Behandlung zurückgebildet. Neben der Verbesserung der Symptomatik und der Bearbeitung der Progredienzängste ist es im Rahmen der Therapie gelungen, Frau H. ein besseres Gespür für die eigenen Wünsche und Bedürfnisse zu vermitteln, sodass sie sich dann auch für diese im Kontakt mit anderen einsetzen kann. Mit der Krebserkrankung waren die Erinnerungen an die traumatischen Kindheitserfahrungen unausweichlich geworden; mit der Bedrohung wuchs das Bewusstsein des ungelebten Lebens als Triebfeder der Veränderung. Erfreulich ist die positive Auswirkung der Anwendung des ZBKT auf die strukturellen Defizite der Patientin. So zeigten sich deutliche Verbesserungen auf der Ebene der „Kommunikation nach außen“ und im Rahmen der „Selbststeuerung“ zumindest eine Stabilisierung der Selbstwertregulierung.

8 Ausblick

Das hier vorgestellte Behandlungsmanual wurde an Brustkrebspatientinnen mit einem diagnostisch gesicherten depressiven Störungsbild in einem bestimmten Abschnitt ihres Krankheits- und Behandlungsverlaufs geprüft, mit Patientinnen, die sich, häufig nach stattgefundener Operation, noch in Chemo-, Strahlen- bzw. Hormontherapie befanden. Das hatte den Vorteil, dass wir Patientinnen in den kooperierenden Kliniken direkt ansprechen und in die Studie einschließen konnten. Dadurch traten viele Unterbrechungen in den Behandlungen auf, die unsere Nacherhebungszeitpunkte verzögerten, durch Anschlussheilbehandlungen bzw. Rehabilitationsmaßnahmen und stationäre Aufnahmen bei medizinischen Behandlungskomplikationen. Die laufenden medizinischen Behandlungen verlangten unseren Patientinnen und ihren Familien viel ab, hielten manche wahrscheinlich von der Teilnahme ab bzw. führten zum Behandlungsabbruch. Im Kontext solcher medizinisch-rehabilitativer Maßnahmen kam es in einigen Fällen auch zum Ansetzen von Antidepressiva bzw. psychiatrischen Überweisungen, die aus Sicht der behandelnden Therapeuten nicht immer nachvollziehbar waren. Letztendlich erforderten die Behandlungen von unseren Therapeuten entsprechende Flexibilität und Engagement, andererseits war die regelmäßige Teilnahme an den Therapien sehr gut, es kamen in der begrenzten Zeitspanne sehr intensive und lohnende psychotherapeutische Prozesse in Gang, die wir anhand der Videoaufzeichnungen der Sitzungen noch auswerten.

Als Leser werden Sie sich fragen, ob sich dieser Behandlungsansatz auch übertragen lässt auf andere Abschnitte im Krankheitsverlauf, andere psychische Krankheitsfolgen (z. B. Angststörungen), andere Tumorentitäten, männliche Patienten, längere oder kürzere Therapiedauer. In der behandelten Patientengruppe befanden sich zwar vorwiegend (90 %) Patientinnen mit der Erstdiagnose einer Brustkrebserkrankung, jede 10. Frau hatte aber ein Rezidiv. Die meisten Frauen befanden sich in frühen Stadien ihrer Erkrankung, 9 % hatten jedoch eine fortgeschrittene Erkrankung im Stadium 3. Da diese Merkmale (Erst-, Folgeerkrankung, Tumorstadium) keinen messbaren Einfluss auf den psychotherapeutischen Behandlungserfolg hatten, würden wir die Behandlung auch als geeignet für Patientinnen mit Rezidiven und fortgeschrittenen Krebserkrankungen ansehen.

Der Fokus des Behandlungsmanuals und der Studie lag auf Depressionen in den verschiedenen Schweregraden und Verlaufsformen. Wie wir wissen, liegt die Komorbidität von Depressionen und Angststörungen in der Größenordnung von 55 bis 76 % (Wilamowska et al., 2010). Ein Drittel unserer Patientinnen litt aber zugleich unter Angststörungen. Die Wirksamkeit ähnlicher Behandlungsmanuale, die sich gleichfalls am Modell der supportiv-expressiven Kurzzeitpsychotherapie nach Luborsky orientieren, wurde in den letzten Jahren in der SOHPO-Net-Studie bei der sozialen Phobie (Leichsenring et al., 2008, 2013) und bei der generalisierten Angststörung (Leichsenring et al., 2009) nachgewiesen. Dass unsere Behandlung auch zu einer deutlichen Besserung der Ängste der Studienteilnehmerinnen führte, spricht zumindest für die Übertragbarkeit auf kombinierte ängstlich-depressive Störungsbilder.

Mit Brustkrebspatientinnen konzentrierten wir uns auf Frauen, die nicht nur psychisch im Vergleich zu anderen Tumorpatientinnen deutlich belastet sind, sondern auch ein großes Interesse an psychotherapeutischen Hilfestellungen mitbringen. Rund 33 % der 156 Studienpatientinnen hatten im Vorfeld Erfahrungen mit einer psychotherapeutischen Behandlung gemacht. Diese hohe Inanspruchnahme von Psychotherapie vor Studieneinschluss deutet sowohl auf eine beträchtliche psychische Vorbelastung als auch auf eine große Offenheit gegenüber Psychotherapie hin. Die unserem Manual zugrunde liegenden psychotherapeutischen Behandlungsverfahren haben sich für beide Geschlechter gleichermaßen wirksam erwiesen (Luborsky et al., 1996; Leichsenring et al., 2013). Ernst et al. (2009) fanden, dass bei Vorliegen einer psychischen Komorbidität die Unterstützungswünsche, unabhängig vom Geschlecht der untersuchten Patienten, vielfach erhöht sind. Wir möchten die Leser deshalb ermutigen, diesen Ansatz auch bei männlichen Krebskranken mit anderen Krebsentitäten anzuwenden. Nicht zuletzt auch deshalb, weil sich für die in diesem Manual vorgestellte Therapie weder die Stärke der depressiven Symptomatik noch die Behandlungsart noch das Tumorstadium als ausschlaggebend für den Behandlungserfolg erwiesen haben.

In Bezug auf die Therapiedauer bewegten wir uns im Bereich der Kurzzeitpsychotherapie innerhalb der Richtlinienpsychotherapie. Insgesamt hatten in unserer Studie weder die Therapiedauer (in Wochen) noch die Anzahl der Sitzungen einen Effekt auf das Behandlungsergebnis. Unser klinischer Eindruck war, dass der klare Rahmen der verabredeten Behandlung (Stundenzahl, Frequenz) Patientinnen in einer labilen inneren und äußeren Situation einen guten Halt gab. Wir sahen zwar vor, dass Behandlungen vorher beendet werden konnten, wenn die Therapieziele erreicht waren, was in einzelnen Fällen auch so vereinbart wurde. Wir können aber nicht ausschließen, dass sich einzelne Patientinnen eher auf ein kürzeres, niederschwelligeres Behandlungsangebot eingelassen hätten. Andererseits gab es auch Fälle, in denen die akute Krise in den 20 plus 5 Stunden zu klären war, aber auch tiefgreifende persönlichkeitsbedingte oder familiäre Konfliktlagen in den Vordergrund traten, die eine anschließende, längere Psychotherapie erforderlich machten.

Vor diesem Hintergrund ist aus unserer Sicht im Sinne einer Flexibilisierung auch denkbar, die Behandlung entsprechend dem Manual – im Sinne eines Stepped-care-Ansatzes – mit einigen Sitzungen zu beginnen und bei entsprechendem Bedarf auf 20 bis 25 Sitzungen aufzustocken bzw. entsprechend zu verlängern. Dies setzt aber klare und gemeinsam erarbeitete Behandlungsziele und -absprachen voraus.

Unser Behandlungsmodell fokussiert Beziehungserleben und Beziehungsrepräsentanzen, zentrale Themen bei der häufig als „Schock" erlebten, akuten Bedrohung durch die Krebserkrankung. Entsprechend kamen in den Sitzungen viele positive wie enttäuschende Beziehungserfahrungen zur Sprache, aktuell und zurückliegend in den Beziehungen zu Familien, zu Partner, zu Kindern, Freunden, Arbeitskollegen, Behandlern einschließlich Psychotherapeuten. Durch die therapeutische Klärung eigener, maladaptiver Beziehungserwartungen lernten viele Patientinnen, sich klarer und offener zu artikulieren, und sie berichteten Veränderungen in den konkreten Beziehungen, die auch in der therapeutischen Beziehung zu beobachten war. Wir sahen allerdings keine begleitenden Paar- oder Familiengespräche vor. Dies könnte eine wichtige Behandlungsoption sein in Fällen, wenn zu Tage tretende Ängste oder Konflikte die Partner oder die Familie überfordern.

9 Literatur

Aaronson, N. K., Ahmedzai, S., Bergman, B., Bullinger, M., Cull, A., Duez, N. J. et al. (1993). The European Organization for Research and Treatment of Cancer QLQ-C30: a quality-of-life instrument for use in international clinical trials in oncology. *Journal of the National Cancer Institute, 85,* 365–376. http://doi.org/10.1093/jnci/85.5.365

Albani, C., Küast, B., Pokorny, D., Blaser, G. & Kächele, H. (2001). Beziehungsmuster in Träumen und Geschichten über Beziehungen in einem psychoanalytischen Prozess. *Forum der Psychoanalyse, 17,* 287–296. http://doi.org/10.1007/s004510100099

American Psychiatric Association (2013). *Diagnostic and Statistical Manual of Mental Disorders, Fifth Edition.* Arlington, VA: American Psychiatric Association.

American Psychiatric Association (2015). *Diagnostisches und Statistisches Manual Psychischer Störungen – DSM-5.* (Deutsche Ausgabe herausgegeben von Peter Falkai und Hans-Ulrich Wittchen, mitherausgegeben von Manfred Döpfner et al.) Göttingen: Hogrefe.

Arbeitsgruppe PO-Bado (2009). *Manual und Interviewleitfaden zur Psychoonkologischen Basisdokumentation. Standardversion.* München: Arbeitsgruppe PO-Bado. Verfügbar unter www.po-bado.med.tu-muenchen.de

Arbeitskreis OPD (2006). *Operationalisierte Psychodynamische Diagnostik OPD-2. Das Manual für Diagnostik und Therapieplanung.* Bern: Huber.

Bandelow, B., Lichte, T., Rudolf, S., Wiltink, J. & Beutel, M. E. (2014). The diagnosis of and treatment recommendations for anxiety disorders. *Deutsches Ärzteblatt International, 111* (27–28), 473–480. http://doi.org/10.3238/arztebl.2014.0473

Barber, J. P. & Crits-Christoph, P. (1996). Development of an adherence/competence scale for dynamic therapy: Preliminary findings. *Psychotherapy Research, 6,* 81–94. http://doi.org/10.1080/10503309612331331608

Bassler, M., Potratz, B. & Krauthauser, H. (1995). Der „Helping Alliance Questionnaire" (HAQ) von Luborsky – Möglichkeiten zur Evaluation des therapeutischen Prozesses von stationärer Psychotherapie. *Psychotherapeut, 40,* 23–32.

Bellak, L., Hurvich, M. & Gediman, H. (1973). *Ego functions in schizophrenics, neurotics, and normals.* New York: Wiley.

Bergelt, C., Schölermann, C., Hahn, I., Weis, J. & Koch, U. (2010). Psychoonkologische Versorgung von Brustkrebspatientinnen im Krankenhaus und im ambulanten Sektor. *Gesundheitswesen, 72,* 700–706. http://doi.org/10.1055/s-0029-1242771

Beutel, M. E. (2002). *Der frühe Verlust eines Kindes* (2., überarb. Aufl.). Göttingen: Hogrefe.

Beutel, M. E. (2004). Psychotherapie bei somatischen Erkrankungen aus psychodynamischer Sicht. In H. Faller (Hrsg.), *Psychotherapie bei somatischen Erkrankungen* (S. 122–140). Stuttgart: Thieme.

Beutel, M. E., Henrich, G., Sellschopp, A., Keller, M. & Adermayer, W. (1996). Bedarf und Inanspruchnahme ambulanter psychosozialer Versorgung Krebskranker – am Beispiel der onkologischen Tagesklinik. *Zeitschrift für Psychotherapie, Psychosomatik und medizinische Psychologie, 46,* 304–311.

Beutel, M.E. & Muthny, F.A. (1988). Konzeptualisierung und klinische Erfassung von Krankheitsverarbeitung – Hintergrundtheorien, Methodenprobleme und künftige Möglichkeiten. *Zeitschrift für Psychotherapie, Psychosomatik und medizinische Psychologie, 38,* 19–27.

Beutel, M.E. & Weiner, H. (1993). Trauer und Depression nach einem Objektverlust. Ein Beitrag zur Begriffserklärung und klinischen Unterscheidung. *Forum der Psychoanalyse, 9,* 224–239.

Beutel, M.E., Weißflog, G., Leuteritz, K., Wiltink, J., Haselbacher, A., Ruckes, C. et al. (2014). Efficacy of Short-term Psychodynamic Psychotherapy (STPP) with Depressed Breast Cancer Patients: Results of a Randomized, Controlled, Multicenter Trial. *Annals of Oncology, 25* (2), 378–384. http://doi.org/10.1093/annonc/mdt526

Beutel, M.E., Wiltink, J., Hafner, C., Reiner, I., Bleichner, F. & Blatt, S. (2004). Abhängigkeit und Selbstkritik als psychologische Dimensionen der Depression – Validierung der deutschsprachigen Version des Depressive Experience Questionnaire (DEQ). *Zeitschrift für Klinische Psychologie und Psychiatrie, 52,* 1–14.

Bibring, E. (1952). Das Problem der Depression. *Psyche, 6,* 81–101.

Bion, W.R. (1962). The psychoanalytic study of thinking. A theory of thinking. *International Journal of Psychoanalysis, 43,* 306–310.

Blatt, S.J. & Zuroff, D.C. (1992). Interpersonal relatedness and self-definition: Two prototypes for depression. *Clinical Psychology Review, 12,* 527–562. http://doi.org/10.1016/0272-7358(92)90070-O

Blatt, S.J. & Zuroff, D.C. (2005). Empirical evaluation of the assumptions in identifying evidence based treatments in mental health. *Clinical Psychology Review, 25,* 459–486. http://doi.org/10.1016/j.cpr.2005.03.001

Blatt, S.J., Zuroff, D.C., Quinlan, D.M. & Pilkonis, P.A. (1996). Interpersonal factors in brief treatment of depression: Further analyses of the National Institute of Mental Health Treatment of Depression Collaborative Research Program. *Journal of Consulting and Clinical Psychology, 64,* 162–171. http://doi.org/10.1037/0022-006X.64.1.162

Bowlby, J. (1988). *A secure base: Clinical applications of attachment theory.* London: Routledge.

Breitbart, W., Rosenfeld, B., Gibson, C., Pessin, H., Poppito, S., Nelson, C. et al. (2010). Meaning-centered group psychotherapy for patients with advanced cancer: A pilot randomized controlled trial. *Psychooncology, 19,* 21–28.

Busch, F.N., Rudden, M. & Shapiro, T. (2004). *Psychodynamic treatment of depression.* Washington, DC: American Psychiatric Press.

Classen, C., Butler, L.D. & Koopman, C. (2001). Supportive-expressive group therapy and distress in patients with metastatic breast cancer: A randomized clinical intervention trial. *Archives of General Psychiatry, 58,* 494–501. http://doi.org/10.1001/archpsyc.58.5.494

Chochinov, H.M., Hack, T., Hassard, T., Kristjanson, L.J., McClement, S. & Harlos, M. (2005). Dignity therapy: A novel psychotherapeutic intervention for patients near the end of life. *Journal of Clinical Oncology, 23,* 5520–5525. http://doi.org/10.1200/JCO.2005.08.391

Chochinov, H.M., Kristjanson, L.J., Breitbart, W., McClement, S., Hack, T.F., Hassard, T. & Harlos, M. (2011). Effect of dignity therapy on distress and end-of-life experience in terminally ill patients: a randomised controlled trial. *Lancet Oncology, 12,* 753–762. http://doi.org/10.1016/S1470-2045(11)70153-X

Crits-Christoph, P., Connolly, M.B. & Shaffer, C. (1999). Reliability and base rates of interpersonal themes in narratives from psychotherapy sessions. *Journal of Clinical Psychology, 55,* 1227–1242. http://doi.org/10.1002/(SICI)1097-4679(199910)55:10<1227::AID-JCLP5>3.0.CO;2-S

Crits-Christoph, P., Connolly Gibbons, M. B., Narducci, J., Schamberger, M. & Gallop, R. (2005). Interpersonal problems and the outcome of interpersonally oriented psychodynamic treatment of GAD. *Psychotherapy: Theory, Research, Practice, Training, 42,* 211–224. http://doi.org/10.1037/0033-3204.42.2.211

Crits-Christoph, P., Cooper, A. & Luborsky, L. (1990). The measurement of accuracy of interpretations. In L. Luborsky & P. Crits-Christoph (Eds.), *Understanding transference – The CCRT Method* (pp. 173–188). New York: Basic Books.

Crits-Christoph, P., Crits-Christoph, K., Wolf-Palacio, D., Fichter, M. & Rudick, D. (1995). Brief supportive-expressive psychodynamic therapy for generalized anxiety disorder. In J. P. Barber & P. Crits-Christoph (Eds.), *Dynamic therapies for psychiatric disorders (Axis I)* (pp. 43–83). New York: Basic Books.

Crits-Christoph, P., Luborsky, L., Dahl, L., Popp, C., Mellon, J. & Mark, D. (1988). Clinicians can agree in assessing relationship patterns in psychotherapy. The Core Conflictual Relationship Theme method. *Archives of General Psychiatry, 45,* 1001–1004. http://doi.org/10.1001/archpsyc.1988.01800350035005

Cuijpers, P., van Straten, A., Andersson, G. & van Oppen, P. (2008). Psychotherapy for depression in adults: a meta-analysis of comparative outcome studies. *Journal of Consulting and Clinical Psychlogy, 76* (6), 909–922. http://doi.org/10.1037/a0013075

Cutler, J. L., Goldyne, A., Markowitz, J. C., Devlin, M. J. & Glick, R. A. (2004). Comparing cognitive behavior therapy, interpersonal psychotherapy, and psychodynamic psychotherapy. *American Journal of Psychiatry, 161,* 1567–1573. http://doi.org/10.1176/appi.ajp.161.9.1567

Dahlbender, R. W., Torres, L., Reichert, S., Stübner, S., Frevert, G. & Kächele, H. (1993). Die Praxis des Beziehungsepisoden-Interviews. *Zeitschrift für Psychosomatische Medizin und Psychotherapie, 39,* 51–62.

Darwin, C. (1872). *The expression of the emotions in man and animals.* London: John Murray. http://doi.org/10.1037/10001-000

Deutsche Gesellschaft für Psychiatrie, Psychotherapie und Nervenheilkunde, Bundesärztekammer, Kassenärztliche Bundesvereinigung et al. (Hrsg.). (2012). S3-Leitlinie/Nationale VersorgungsLeitlinie Unipolare Depression. Kurzfassung. Version 1.3 Januar 2012. Berlin: Ärztliches Zentrum für Qualität in der Medizin. Verfügbar unter www.awmf.org (Zugriff am 07.01.2015)

Dilling, H., Mombour, W., Schmidt, M. H. & Schulte-Markwort, E. (2006). *Internationale Klassifikation psychischer Störungen* (4., überarb. Aufl.). Bern: Huber.

Duijts, S. F., Faber, M. M., Oldenburg, H. S., van Beurden, M. & Aaronson, M. K. (2011). Effectiveness of behavioral techniques and physical exercise on psychosocial functioning and health-related quality of life in breast cancer patients and survivors – a meta-analysis. *Psychooncology, 20,* 115–126. http://doi.org/10.1002/pon.1728

Duijts, S. F., van Beurden, M., Oldenburg, H. S., Hunter, M. S., Kieffer, J. M., Stuiver, M. M. et al. (2012). Efficacy of cognitive behavioral therapy and physical exercise in alleviating treatment-induced menopausal symptoms in patients with breast cancer: results of a randomized, controlled, multicenter trial. *Journal of Clinical Oncology, 30,* 4124–4133.

Eckert, R., Luborsky, L., Barber, J. & Crits-Christoph, P. (1990). The narratives and CCRTs of patients with major depression. In L. Luborsky & P. Crits-Christoph (Eds.), *Understanding transference – The CCRT Method* (pp. 222–234). New York: Basic Books.

Engel, G. & Schmale, A. (1967). Psychoanalytic theory of somatic disorder: Conversion, specificity and the disease onset situation. *Journal of the American Psychoanalytic Association, 15,* 344–365. http://doi.org/10.1177/000306516701500206

Ernst, J., Lehmann, A., Krauß, O., Köhler, U. & Schwarz, R. (2009). Psychosoziale Unterstützungswünsche und tatsächlich erhaltene Versorgung onkologischer Patienten. *DMW – Deutsche Medizinische Wochenschrift, 134* (31/32), 1567–1572. http://doi.org/10.1055/s-0029-1233981

Faller, H., Schuler, M., Richard, M., Heckl, U., Weis, J. & Küffner, R. (2013). Effects of psycho-oncologic interventions on emotional distress and quality of life in adult patients with cancer: systematic review and meta-analysis. *Journal of Clinical Oncology, 31* (6), 782–793. http://doi.org/10.1200/JCO.2011.40.8922

Fang, F., Fall, K., Mittleman, M.A., Sparén, P., Ye, W., Adami, H.-O. & Valdimarsdóttir, U. (2012). Suicide and Cardiovascular Death after a Cancer Diagnosis. *New England Journal of Medicine, 366,* 1310–1318. http://doi.org/10.1056/NEJMoa1110307

Fonagy, P. & Target, M. (2005). Bridging the transmission gap: An end to an important mystery of attachment research? *Attachment & Human Development, 7,* 333–343. http://doi.org/10.1080/14616730500269278

Freud, S. (1905). *Drei Abhandlungen zur Sexualtheorie* (Gesammelte Werke, Bd. V, S. 27–145). Frankfurt am Main: Fischer.

Freud, S. (1912). *Zur Dynamik der Übertragung* (Gesammelte Werke, Bd. VIII, S. 363–374). Frankfurt am Main: Fischer.

Freud, S. (1917). *Trauer und Melancholie* (Gesammelte Werke, Bd. XII, S. 428–446). Frankfurt am Main: Fischer.

Freud, S. (1959). Inhibitions, Symptoms and Anxiety. In J. Strachey (Ed. and Trans.), *The Standard Edition of the complete psychological works of Sigmund Freud 20* (pp. 87–174). London: Hogarth Press.

Gabbard, G.O. (2000). *Psychodynamic psychiatry in clinical practice* (3rd ed.). Washington, DC: American Psychiatric Press.

Garssen, B. & van der Lee, M. (2011). Problems addressed during psycho-oncological therapy: a pilot study. *Journal of Psychosocial Oncology*, 29 (6), 657–663. DOI: 10.1080/07347332.2011.615379 http://doi.org/10.1080/07347332.2011.615379

Gill, M.M. (1951). Ego psychology and psychotherapy. *Psychoanalytic Quarterly, 20,* 60–71.

Goodwin, P.J., Leszcz, M., Ennis, M., Koopmans, J., Vincent, L., Guther, H. et al. (2001) The effect of group psychosocial support on survival in metastatic breast cancer. *New England Journal of Medicine, 345,* 1719–1726. http://doi.org/10.1056/NEJMoa011871

Haselbacher, A., Barthel, Y., Brähler, E., Imruck, B., Kuhnt, S., Zwerenz, R. & Beutel, M.E. (2010). Psychodynamische Kurzzeitpsychotherapie für depressive Brustkrebspatientinnen. *Psychotherapeut, 55,* 321–328.

Herrmann, C., Buss, U. & Snaith, R.P. (1995). *Hospital Anxiety and Depression Scale – Deutsche Version (HADS-D). Ein Fragebogen zur Erfassung von Angst und Depressivität in der somatischen Medizin.* Bern: Huber.

Herrmann-Lingen, C., Buss, U. & Snaith, R.P. (2011). *Hospital Anxiety and Depression Scale – Deutsche Version (HADS-D). Deutsche Adaptation der Hospital Anxiety and Depression Scale von R.P. Snaith und A.S. Zigmond* (3., aktualisierte u. neu normierte Aufl.). Bern: Huber.

Herschbach, P., Brandl, T., Knight, L. & Keller, M. (2004). Einheitliche Beschreibung des subjektiven Befindens von Krebspatienten. *Deutsches Ärzteblatt, 4,* 173–176.

Hill, J., Holcombe, C., Clark, L., Boothby, M.R.K., Hincks, A., Fisher, J. et al. (2011). Predictors of onset of depression and anxiety in the year after diagnosis of breast cancer. *Psychological Medicine, 41,* 1429–1436.

Hodges, L., Butcher, I., Kleiboer, A., McHugh, G., Murray, G., Walker, J. et al. (2009). Patient and general practitioner preferences for the treatment of depression in patients with

cancer: how, who, and where? *Journal of Psychosomatic Research, 67* (5), 399–402. http://doi.org/10.1016/j.jpsychores.2009.03.008
Hoffmann, S. O. (2002). Die Psychodynamik der Sozialen Phobien. Eine Übersicht mit einem ersten „Leitfaden" zur psychoanalytischorientierten Psychotherapie. *Forum der Psychoanalyse, 18,* 51–71. http://doi.org/10.1007/s00451-002-0115-4
Horowitz, M. (1976). *Stress response syndromes.* New York: Aronson.
Jim, H. S. L., Small, B. J., Minton, S., Andrykowski, M. & Jacobsen, P. B. (2012). History of major depressive disorder prospectively predicts worse quality of life in women with breast cancer. *Annals of Behavioral Medicine, 43,* 402–408. http://doi.org/10.1007/s12160-011-9333-6
Kahleyss, M. (2003). Leukämie: Eine psychotherapeutische Fallstudie. *Psychpraxis, 6,* 36–41.
Jemal, A., Bray, F., Center, M. M., Ferlay, J., Ward, E. & Forman, D. (2011). Global Cancer Statistics. *CA: A Cancer Journal for Clinicians, 61,* 69–90.
Kauschke, M., Krauß, O. & Schwarz, R. (2004). Psychische Komorbiditäten bei onkologischen Patienten. *Forum DKG, 19,* 30–32.
Keller, M. (2011). Depression. In E. Aulbert, C. Nauck & L. Radbruch (Hrsg.), *Lehrbuch der Palliativmedizin* (3. Aufl., S. 1109–1127). Stuttgart: Schattauer.
Keller, M., Sommerfeldt, S., Fischer, C., Knight, L., Riesbeck, M., Löwe, B. et al. (2004). Recognition of distress and psychiatric morbidity in cancer patients: A multi-method approach. *Annals of Oncology, 15,* 1243–1249. http://doi.org/10.1093/annonc/mdh318
Kelly, C., Juurlink, D., Gomes, T., Duong-Hua, M., Pritchard, K., Austin, P. & Paszat, L. (2010). Selective serotonin reuptake inhibitors and breast cancer mortality in women receiving tamoxifen: a population based cohort study. *British Medical Journal, 340,* c693. http://doi.org/10.1136/bmj.c693
Kirsch, I., Deacon, B., Huedo-Medina, T., Scoboria, A., Moore, T. & Johnson, B. (2008). Initial severity and antidepressant benefits: a meta-analysis of data submitted to the Food and Drug Administration. *PLOS ONE Medicine, 5,* e45.
Kissane, D. W., Grabsch, B., Clarke, D. M., Smith, G. C., Love, A. W., Bloch, S. et al. (2007). Supportive-expressive group therapy for women with metastatic breast cancer: Survival and psychosocial outcome from a randomized controlled trial. *Psychooncology, 16,* 277–286. http://doi.org/10.1002/pon.1185
Kohut, H. (1966). Forms and transformations of narcissism. *Journal of the American Psychoanalytic Association, 14,* 243–277. http://doi.org/10.1177/000306516601400201
König, K. (1981). *Angst und Persönlichkeit. Anwendungen des Konzepts vom steuernden Objekt.* Göttingen: Vandenhoeck & Ruprecht.
König, K. (1997). *Self-analysis for analysts.* London: Jessica Kingsley Publishers.
Krauß, O., Ernst, J., Kuchenbecker, D., Hinz, A. & Schwarz, R. (2007). Prädiktoren psychischer Störungen bei Tumorpatienten: Empirische Befunde. *Psychotherapie, Psychosomatik, medizinische Psychologie, 57,* 273–280. http://doi.org/10.1055/s-2006-952034
Lazarus, R. S. & Folkman, S. (1984). *Stress, Appraisal and Coping.* New York: Springer.
Leichsenring, F., Beutel, M. E. & Leibing, E. (2008). Psychoanalytisch-orientierte Fokaltherapie der sozialen Phobie. *Psychotherapeut, 53,* 185–197. http://doi.org/10.1007/s00278-007-0573-7
Leichsenring, F. & Salzer, S. (2014). *Generalisierte Angststörung. Psychodynamische Therapie.* Göttingen: Hogrefe.
Leichsenring, F., Salzer, S., Beutel, M. E., Herpertz, S., Hiller, W., Hoyer, J. et al. (2013). Psychodynamic therapy and cognitive-behavioral therapy in social anxiety disorder: a

multicenter randomized controlled trial. *American Journal of Psychiatry, 170,* 759–767. http://doi.org/10.1176/appi.ajp.2013.12081125

Leichsenring, F., Salzer, S., Jäger, U., Kächele, U., Kreische, R., Leweke, F. et al. (2009). Short-term psychodynamic psychotherapy and cognitive-behavioral therapy in generalized anxiety disorder: A randomized controlled trial. *American Journal of Psychiatry, 166,* 875–881. http://doi.org/10.1176/appi.ajp.2009.09030441

Leitlinienprogramm Onkologie (Deutsche Krebsgesellschaft, Deutsche Krebshilfe, AWMF) (2014). *S3-Leitlinie Psychoonkologische Diagnostik, Beratung und Behandlung von erwachsenen Krebspatienten, Kurzversion 1.1* (AWMF-Registernummer: 032/051OL). Berlin: Office Leitlinienprogramm Onkologie. Verfügbar unter http://leitlinienprogramm-onkologie.de/Leitlinien.7.0.html und unter http://www.awmf.org/leitlinien/detail/ll/032-051OL.html (Zugriff am 07.01.2015).

Li, M., Fitzgerald, P. & Rodin, G. (2012). Evidence-based treatment of depression in patients with cancer. *Journal of Clinical Oncology, 30,* 1187–1196. http://doi.org/10.1200/JCO.2011.39.7372

Lo, C., Hales, S., Jung, J., Chiu, A., Panday, T., Rydall, A. et al. (2014). Managing Cancer And Living Meaningfully (CALM): Phase 2 trial of a brief individual psychotherapy for patients with advanced cancer. *Palliative Medicine, 3,* 234–342.

Löwe, B., Decker, O., Müller, S., Brähler, E., Schellberg, D., Herzog, W. & Herzberg, P.Y. (2008). Validation and standardization of the Generalized Anxiety Disorder Screener (GAD-7) in the general population. *Medical Care, 46,* 266–274. http://doi.org/10.1097/MLR.0b013e318160d093

Löwe, B., Grafe, K., Zipfel, S., Witte, S., Loerch, B. & Herzog, W. (2004). Diagnosing ICD-10 depressive episodes: Superior criterion validity of the patient health questionnaire. *Psychotherapy and Psychosomatics, 73,* 386–390. http://doi.org/10.1159/000080393

Löwe, B., Spitzer, R.C., Zipfel, S. & Herzog, W. (2002). *Gesundheitsfragebogen für Patienten (PHQ-D). Manual. Komplettversion und Kurzfassung* (2. Aufl.). Verfügbar unter http://www.klinikum.uni-heidelberg.de/fileadmin/Psychosomatische_Klinik/download/PHQ_Manual1.pdf (Zugriff am 07.01.2015).

Löwe, B., Wahl, I., Rose, M., Spitzer, C., Glaesmer, H., Wingenfeld, K. et al. (2010). A 4-item measure of depression and anxiety: validation and standardization of the Patient Health Questionnaire-4 (PHQ-4) in the general population. *Journal of Affective Disorders, 122,* 86–95. http://doi.org/10.1016/j.jad.2009.06.019

Löwe, B., Zipfel, S. & Herzog, W. (2002a). *Gesundheitsfragebogen für Patienten (PHQ-D).* Verfügbar unter https://www.klinikum.uni-heidelberg.de/fileadmin/medizinische_klinik/Abteilung_2/pdf/Komplett_PHQ_Fragebogen.pdf (Zugriff am 07.01.2015).

Löwe, B., Zipfel, S. & Herzog, W. (2002b). *Gesundheitsfragebogen für Patienten (Kurzform PHQ-D).* Verfügbar unter https://www.klinikum.uni-heidelberg.de/fileadmin/Psychosomatische_Klinik/pdf_Material/PHQ_Kurz_Fragebogen1.pdf (Zugriff am 07.01.2015).

Luborsky, L. (1984). *Principles of psychoanalytic psychotherapy: A manual for supportive-expressive (SE) treatment.* New York: Basic Books.

Luborsky, L. (1990a). A guide to the CCRT method. In L. Luborsky & P. Crits-Christoph (Eds.), *Understanding transference – The CCRT Method* (pp. 15–36). New York: Basic Books.

Luborsky, L. (1990b). The everyday clinical uses of the CCRT. In L. Luborsky & P. Crits-Christoph (Eds.), *Understanding transference – The CCRT Method* (pp. 211–221). New York: Basic Books.

Luborsky, L. (1990c). The Relationship Anecdotes Paradigm (RAP) Interview as a versatile source of narratives. In L. Luborsky & P. Crits-Christoph (Eds.), *Understanding transference – The CCRT Method* (pp. 102–113). New York: Basic Books.

Luborsky, L. (1995). *Einführung in die analytische Psychotherapie. Ein Lehrbuch.* Göttingen: Vandenhoeck & Ruprecht.

Luborsky, L. (1996a). Onset conditions for psychological and psychosomatic symptoms during psychotherapy: a new theory based on a unique data set. *American Journal of Psychiatry, 153,* 11–23. http://doi.org/10.1176/ajp.153.7.11

Luborsky, L. (Ed.). (1996b). *The symptom-context method: Symptoms as opportunities in psychotherapy.* Washington, DC: American Psychological Association. http://doi.org/10.1037/10207-000

Luborsky, L. (2001). The only clinical and quantitative study since Freud of the preconditions for recurrent symptoms during psychotherapy and psychoanalysis. *International Journal of Psychoanalysis, 82,* 1133–1154. http://doi.org/10.1516/XBXL-7WWX-4MUF-38F5

Luborsky, L., Diguer, L., Cacciola, J., Barber, J.P., Moras, K., Schmidt, K. & DeRubeis, R.J. (1996). Factors in outcome of short-term dynamic psychotherapy for chronic vs. nonchronic major depression. *Journal of Psychotherapy, Practice and Research, 5,* 152–159.

Luborsky, L., Mark, D., Hole, A.V., Popp, C., Goldsmith, B. & Cacciola, J. (1995). Supportive-expressive psychotherapy of depression, a time-limited version. In J.P. Barber & P. Crits-Christoph (Eds.), *Dynamic therapies for psychiatric disorders (Axis I)* (pp. 13–42). New York: Basic Books.

Luborsky, L., Woody, G.E., McLellan, A.T. & Rosenzweig, J. (1982). Can independent judges recognize different psychotherapies? An experiment with manual-guided therapies. *Journal of Consulting and Clinical Psychology, 30,* 49–62. http://doi.org/10.1037/0022-006X.50.1.49

Meerwein, F. (1981). *Einführung in die Psycho-Onkologie.* Bern: Huber.

Michal, M., Wiltink, J., Kirschner, Y., Wild, P.S., Münzel, T., Ojeda, F.M. et al. (2013). Differential associations of depressive symptom dimensions with cardio-vascular disease in the community: results from the Gutenberg health study. *PLOS ONE, 8,* e72014. http://doi.org/10.1371/journal.pone.0072014

Miller, L.A. Taber, K.H., Gabbard, G.O. & Hurley, R.A. (2005). Neural underpinnings of fear and its modulation, Implications for anxiety disorders. *Journal of Neuropsychiatry Clinical Neuroscience, 17,* 1–5. http://doi.org/10.1176/jnp.17.1.1

Mitchell, A.J., Vahabzadeh, A. & Magruder, K. (2011). Screening for distress and depression in cancer settings: lessons from 40 years of primary-care research. *Psycho-Oncology, 20,* 572–584. DOI: 10.1002/pon.1943 http://doi.org/10.1002/pon.1943

Nissim, R., Freeman, E., Lo, C., Zimmermann, C., Gagliese, L., Rydall, A. et al. (2012). Managing Cancer and Living Meaningfully (CALM): A qualitative study of a brief individual psychotherapy for individuals with advanced cancer. *Palliative Medicine, 26,* 713–721.

Palmer, S.C., Taggi, A., DeMichele, A. & Coyne, J.C. (2012). Is screening effective in detecting untreated psychiatric disorders among newly diagnosed breast cancer patients? *Cancer, 118* (10), 2735–2743. http://doi.org/10.1002/cncr.26603

Pinquart, M. & Duberstein, P.R. (2010). Depression and cancer mortality: a meta-analysis. *Psychological Medicine, 40* (11), 1797–1810. http://doi.org/10.1017/S0033291709992285

Radó, S. (1927). Das Problem der Melancholie. *Internationale Zeitschrift für Psychoanalyse, 13,* 439–455.

Rayner, L., Price, A., Evans, A., Valsraj, K., Higginson, I. & Hotopf, M. (2010). Antidepressants for depression in physically ill people. *Cochrane Database of Systematic Reviews, 3,* CD007503. http://doi.org/10.1002/14651858.CD007503.pub2

Reuter, K., Scholl, I., Sillem, M., Hasenburg, A. & Härter, M. (2010). Implementation and benefits of psychooncological group interventions in German breast centers: A Pilot Study on Supportive-Expressive Group Therapy for Women with Primary Breast Cancer. *Breast Care, 5,* 91–96. http://doi.org/10.1159/000297739

Reuter, K. & Spiegel, D. (2016). *Psychische Belastungen bei Krebserkrankungen. Gruppentherapie nach dem supportiv-expressiven Ansatz.* Göttingen: Hogrefe.

Rodin, G., Lloyd, N., Katz, M., Green, E., Mackay, J., Wong, R. & Care, S. (2007). The treatment of depression in cancer patients: a systematic review. *Supportive Care in Cancer, 15,* 123–136. http://doi.org/10.1007/s00520-006-0145-3

Satin, J. R., Linden, W. & Phillips, M. J. (2009). Depression as a predictor of disease progression and mortality in cancer patients: a meta-analysis. *Cancer, 115* (22), 5349–5361. http://doi.org/10.1002/cncr.24561

Schwarz, R. (2004). Die „Krebspersönlichkeit" – Mythen und Forschungsresultate. *Psychoneuro, 30,* 201–207. http://doi.org/10.1055/s-2004-826659

Schwarz, R., Krauss, O., Höckel, M., Meyer, A., Zenger, M. & Hinz, A. (2008). The Course of Anxiety and Depression in Patients with Breast Cancer and Gynaecological Cancer. *Breast Care, 3,* 417–422. http://doi.org/10.1159/000177654

Schwarz, R., Rucki, N. & Singer, S. (2006). Onkologisch Kranke als Patienten der psychotherapeutischen Praxis. Beitrag zur Qualitätserkundung und psychosozialen Versorgungslage. *Psychotherapeut, 51,* 369–375. http://doi.org/10.1007/s00278-005-0466-6

Schwarz, R. & Singer, S. (2008). *Einführung Psychosoziale Onkologie.* München: Ernst Reinhardt Verlag.

Sharpe, M., Strong, V., Allen, K., Rush, R., Postma, K., Tulloh, A. et al. (2004). Major depression in outpatients attending a regional cancer centre: screening and unmet treatment needs. *British Journal of Cancer, 90,* 314–320. http://doi.org/10.1038/sj.bjc.6601578

Söllner, W., Gross, R. & Maislinger, S. (2002). Psychotherapeutic interventions in melanoma patients. Recent Results. *Cancer Research, 160,* 362–369.

Sontag, S. (1978). *Krankheit als Metapher.* Hanser: München.

Spiegel, D., Bloom, J. R. & Yalom, I. (1981). Group support for patients with metastatic cancer: a randomized outcome study. *Archives of General Psychiatry, 38,* 527–533. http://doi.org/10.1001/archpsyc.1980.01780300039004

Spiegel, D., Bloom, J. R., Kraemer, H. C. & Gottheil, E. (1989). Effect of psychosocial treatment on survival of patients with metastatic breast cancer. *Lancet, 8668,* 888–891. http://doi.org/10.1016/S0140-6736(89)91551-1

Seligman, M. (1975). *Helplessness: On Depression, Development and Death.* San Francisco, CA: Freedman.

Sprangers, M. A., Groenvold, M., Arraras, J. I., Franklin, J., te Velde, A., Muller, M. et al. (1996). The European Organization for Research and Treatment of Cancer breast cancer-specific quality-of-life questionnaire module: first results from a three-country field study. *Journal of Clinical Oncology, 14,* 2756–2768.

Vehling, S., Koch, U., Ladehoff, N., Schön, G., Wegscheider, K., Heckl, U. et al. (2012). Prävalenz affektiver und Angststörungen bei Krebs: Systematischer Literaturreview und Metaanalyse. *Psychotherapie Psychosomatik Medizinische Psychologie, 62* (7), 249–258. http://doi.org/10.1055/s-0032-1309032

Wallerstein, R. S. (1989). The Psychotherapy Research Project of the Menninger Foundation: An overview. *Journal of Consulting and Clinical Psychology, 57*, 195–205. http://doi.org/10.1037/0022-006X.57.2.195

Whisman, M. A. (1990). The efficacy of booster maintenance session in behavior therapy: Review and methodological critique. *Clinical Psychology Review, 10,* 155–170. http://doi.org/10.1016/0272-7358(90)90055-F

Wilamowska, Z. A., Thompson-Hollands, J., Fairholme, C. P., Ellard, K. K., Farchione, T. J. & Barlow, D. H. (2010). Conceptual background, development, and preliminary data from the unified protocol for transdiagnostic treatment of emotional disorders. *Depression and Anxiety, 27,* 882–890. http://doi.org/10.1002/da.20735

Wilmers, F., Munder, T., Leonhart, R., Herzog, T., Plassmann, R., Barth, J. & Linster, H. W. (2008). Die deutschsprachige Version des Working Alliance Inventory-short revised (WAI-SR) – Ein schulenübergreifendes, ökonomisches und empirisch validiertes Instrument zur Erfassung der therapeutischen Allianz. *Klinische Diagnostik und Evaluation, 1,* 343–358.

Winnicott, D. W. (1960). The Theory of the Parent-Infant Relationship. *International Journal of Psychoanalysis, 41,* 585–595.

Wittchen, H.-U., Zaudig, M. & Fydrich, T. (1997). *SKID – Strukturiertes Klinisches Interview für DSM-IV. Achse I und II.* Göttingen: Hogrefe.

Zorn, F. (1979). *Mars*. Stuttgart: Fischer.

Zwerenz, R., Beutel, M. E., Imruck, B. H., Wiltink, J., Haselbacher, A., Ruckes, C. et al. (2012). Efficacy of psychodynamic short-term psychotherapy for depressed breast cancer patients: study protocol for a randomized controlled trial. *BMC Cancer, 12,* 578. http://doi.org/10.1186/1471-2407-12-578

Anhang

Spezielle Information für Patientinnen und Patienten mit einer Depression in Folge einer Krebserkrankung

Viele Menschen, die an Krebs erkrankt sind, leiden wie Sie an einer depressiven Erkrankung. Depressionen beeinträchtigen die Lebensqualität und auch den Krankheitsverlauf der Betroffenen oft enorm. Die Betroffenen fühlen sich häufig von Gefühlen von Hilf- und Hoffnungslosigkeit begleitet, haben Angst, verlassen zu werden und alleine zu sein. Sie erleben sich unfähig, ihren Alltagsaufgaben gerecht zu werden, da sie sich müde und ohne Antrieb fühlen. Vielleicht haben Sie selbst bemerkt, dass Sie nur noch wenig Interesse an verschiedenen Lebensbereichen haben, die Ihnen zuvor Freude bereiteten. Bisher führten diese Empfindungen vermutlich dazu, dass Sie sich zunehmend zurückgezogen haben. Womöglich dachten Sie auch, dass die beschriebenen Symptome die Nebenwirkungen Ihrer Krebsbehandlung seien. Häufig werden depressive Erkrankungen bei krebskranken Menschen nicht erkannt. Dabei ist eine Depression mithilfe einer Psychotherapie gut behandelbar.

Bei einer Psychotherapie ist Ihre aktive Mitarbeit wichtig. Das bedeutet, dass Sie das, was wir in der Therapie gemeinsam herausfinden, auch in Ihrem Alltag aktiv anwenden. In dieser speziellen Art der Psychotherapie untersuchen wir gemeinsam, was Sie gegen Ihre Depressionen tun können. Vor allem achten wir darauf, ob Zusammenhänge zwischen Ihrer depressiven Erkrankung und Ihren Beziehungen zu anderen Menschen bestehen. Das bedeutet, dass wir herausfinden, wie die Wünsche, die Sie haben, und die Reaktionen Ihrer Mitmenschen darauf das Erleben Ihrer depressiven Symptome beeinflussen.

Die Behandlung dauert ein halbes Jahr und umfasst 20 Behandlungsstunden. Nach der Hälfte der Zeit ziehen wir eine Bilanz und schauen, was wir zusammen erreicht haben. Die Behandlung soll einmal in der Woche stattfinden. Die letzten beiden Sitzungen werden in einem Abstand von zwei Wochen stattfinden, damit Sie sehen können, was Sie alleine können und wie gut Sie alleine zurechtkommen.

Wenn Sie noch Fragen haben, zögern Sie bitte nicht, diese zu stellen. Das können Sie natürlich auch später noch zu jeder Zeit tun.

Weiterführende Informationen

Über Krebserkrankungen gibt es sehr viele kostenfreie Informations- und Beratungsangebote, die sowohl von Erkrankten als auch von Psychotherapeuten genutzt werden können.

Der beim Deutschen Krebsforschungszentrum angesiedelte Krebsinformationsdienst bietet umfangreiche Informationen und Beratung zu Grundlagen, Vorbeugung, Untersuchung und Behandlung von Krebserkrankungen.

Deutsches Krebsforschungszentrum
Krebsinformationsdienst
Im Neuenheimer Feld 280
69120 Heidelberg

www.krebsinformationsdienst.de

Sehr empfehlenswert sind die wissenschaftlich-medizinischen Leitlinien, die mit Förderung durch die Deutsche Krebsgesellschaft von den medizinischen Fachgesellschaften erstellt werden und im Portal der AWMF zusammengefasst sind; hier gibt es in der Regel auch Patientenleitlinien. Exemplarisch seien die zuletzt überarbeitete S3-Leitlinie „Mammakarzinom der Frau: Diagnostik, Therapie und Nachsorge“ und die Leitlinie für Psychoonkologische Diagnostik, Beratung und Behandlung von erwachsenen Krebspatienten genannt:

Leitlinienprogramm Onkologie (Deutsche Krebsgesellschaft, Deutsche Krebshilfe, AWMF) (2012). *Interdisziplinäre S3-Leitlinie für die Diagnostik, Therapie und Nachsorge des Mammakarzinoms, Kurzversion 3.0* (AWMF-Registernummer: 032/045OL). Berlin: Office Leitlinienprogramm Onkologie. Verfügbar unter http://leitlinienprogramm-onkologie.de/Leitlinien.7.0.html und unter http://www.awmf.org/leitlinien/detail/ll/032-045OL.html

Leitlinienprogramm Onkologie (Deutsche Krebsgesellschaft, Deutsche Krebshilfe, AWMF) (2014). *S3-Leitlinie Psychoonkologische Diagnostik, Beratung und Behandlung von erwachsenen Krebspatienten, Kurzversion 1.1* (AWMF-Registernummer: 032/051OL). Berlin: Office Leitlinienprogramm Onkologie. Verfügbar unter http://leitlinienprogramm-onkologie.de/Leitlinien.7.0.html und unter http://www.awmf.org/leitlinien/detail/ll/032-051OL.html

Von der Deutschen Krebshilfe werden die praxisnahen und gut verständlichen „Blauen Ratgeber“ für Patienten kostenfrei abgegeben.

Deutsche Krebshilfe e.V.
Buschstraße 32
53113 Bonn
Tel.: 0228/72990-0

www.krebshilfe.de

Informationen für Patienten zu Depressionen bietet die „PatientenLeitlinie zur Nationalen VersorgungsLeitlinie Unipolare Depression“. Die Patienteninformation ist kostenfrei im Internet erhältlich unter www.patienten-information.de/patientenleitlinien.

Informationen zu Selbsthilfegruppen sowie Datenbanken zur Suche von Selbsthilfegruppen finden sich auf der Internetseite der Nationalen Kontakt- und Informationsstelle zur Anregung und Unterstützung von Selbsthilfegruppen (NAKOS):

www.nakos.de

Auch die Deutsche Krebshilfe bietet auf ihrer Internetseite eine Liste von Krebs-Selbsthilfeorganisationen:

www.krebshilfe.de/wir-helfen/krebs-selbsthilfe.html

Im Rahmen der „Weiterbildung Psychosoziale Onkologie e.V.“ werden unterschiedliche Fort- und Weiterbildungscurricula für Psychotherapeuten angeboten.

Weiterbildung Psychosoziale Onkologie e.V. (WPO)
Sektion Psychoonkologie
Klinik für Psychosomatische und Allgemeine Klinische Medizin
Universitätsklinikum Heidelberg
Im Neuenheimer Feld 155
69120 Heidelberg
Tel.: 06221/564719

www.wpo-ev.de

Die Autorinnen und Autoren des Bandes

Dr. rer. med. Yvette Barthel
Helios Park-Klinikum Leipzig
Morawitzstraße 49
04289 Leipzig
E-Mail: yvette.barthel@helios-kliniken.de

Prof. Dr. med. Dipl.-Psych. Manfred E. Beutel
Universitätsmedizin der Johannes Gutenberg-Universität Mainz
Klinik und Poliklinik für Psychosomatische Medizin
und Psychotherapie
Untere Zahlbacher Straße 8
55131 Mainz
E-Mail: Manfred.Beutel@unimedizin-mainz.de

Prof. Dr. rer. biol. hum. habil. Elmar Brähler
Universität Leipzig
Abteilung für Medizinische Psychologie und Medizinische Soziologie
Philipp-Rosenthal-Straße 55
04103 Leipzig
E-Mail: elmar.braehler@medizin.uni-leipzig.de

Dr. Antje Haselbacher
Hürther Straße 2
50969 Köln

Dipl.-Psych. Barbara H. Imruck
Feldmannstraße 89
66119 Saarbrücken

Dr. rer. med. Susanne Kuhnt
Universität Leipzig
Abteilung für Medizinische Psychologie und Medizinische Soziologie
Sektion Psychosoziale Onkologie
Philipp-Rosenthal-Straße 55
04103 Leipzig
E-Mail: susanne.kuhnt@medizin.uni-leipzig.de

Dipl.-Psych. Katja Leuteritz
Universität Leipzig
Abteilung für Medizinische Psychologie und Medizinische Soziologie
Sektion Psychosoziale Onkologie

Philipp-Rosenthal-Straße 55
04103 Leipzig
E-Mail: katja.leuteritz@medizin.uni-leipzig.de

Dr. rer. med. Dipl.-Psych. Gregor Weißflog
Universität Leipzig
Medizinische Psychologie und Medizinische Soziologie
Sektion Psychosoziale Onkologie
Philipp-Rosenthal-Straße 55
04103 Leipzig
E-Mail: gregor.weissflog@medizin.uni-leipzig.de

Dr. biol. hom. Dipl.-Psych. Rüdiger Zwerenz
Universitätsmedizin der Johannes Gutenberg-Universität Mainz
Klinik und Poliklinik für Psychosomatische Medizin und Psychotherapie
Untere Zahlbacher Straße 8
55131 Mainz
E-Mail: ruediger.zwerenz@unimedizin-mainz.de

Wir danken den kooperierenden Kollegen und Kolleginnen und Kliniken, welche die Patientinnen auf unsere Studie aufmerksam gemacht und uns bei der Rekrutierung und Durchführung in vielfältiger Weise unterstützt haben.

Rekrutierende Kliniken (aufgelistet in alphabetischer Reihenfolge):

Prof. Dr. A. du Bois & Prof. Dr. C. Wulff, Dr. Horst Schmidt Klinik (HSK) Wiesbaden, Brustzentrum; Dr. S. Briest, Universitätsklinikum Leipzig, Brustzentrum; Dr. V. Heyl, Asklepios Paulinen Klinik Wiesbaden, Brustzentrum; Prof. Dr. G. Hoffmann, St. Josefs-Hospital Wiesbaden, Brustzentrum; Dr. K. Josten & Dr. O. Klein, Praxis für Hämatologie und Onkologie, DKD HELIOS Klinik Wiesbaden; Dipl.-Psych. Judith Keicher, Asklepios Klinik Weißenfels, Brustzentrum; Prof. Dr. U. Köhler, St. Georg-Krankenhaus Leipzig, Brustzentrum; Prof. Dr. H. Kölbl, PD Dr. A. Lebrecht & PD Dr. M. Schmidt, Universitätsklinikum Mainz, Klinik für Gynäkologie; Prof. Dr. R.-D. Kortmann, Universitätsklinikum Leipzig, Klinik für Strahlentherapie und Radioonkologie; Dr. D. Langanke, St. Elisabeth-Krankenhaus Leipzig, Brustzentrum; Dipl.-Psych. Antje Lehmann-Laue, Psychosoziale Beratungsstelle für Tumorpatienten und Angehörige Leipzig; Prof. Dr. H. Madjar, Deutsche Diagnostik Klinik (DKD) Wiesbaden, Klinik für Gynäkologie; Prof. Dr. F.-J. Prott, Praxis für Radiotherapie Wiesbaden; Prof. Dr. H. Schmidberger, Universitätsklinikum Mainz, Klinik für Radiotherapie; Dr. B. Stubert, HELIOS Klinik Schkeuditz, Brustzentrum; Dr. A. Werner, Tumorzentrum Rheinland-Pfalz, Mainz; Prof. Dr. W. Wiest & Dr. Ch. Hack, Klinik St. Vincenz Mainz, Brustzentrum.

Behandelnde Psychotherapeuten:

E. Achten; Dr. rer. med. Y. Barthel; P. Edel; Dr. S. Fischbeck; Dr. med. Ch. Hack; Dr. A. Haselbacher; M. Hermann; E. Herrmann; U. Hoppe; J. Keicher; Dr. O. Krauss; A. Kretzschmar; Dr. med. M. Möckel-Richter; Dr. med. C. Nehring; R. Radkova; G. Schüler; Dr. med. I. Tavlaridou; Dr. med. L. Troeber-Bahm.